ROLAND LIEBSCHER-BRACHT | DR. MED. PETRA BRACHT

# ISCHIAS & ISG

# SCHMERZEN SELBST BEHANDELN

MIT DER **LIEBSCHER & BRACHT**-METHODE

Ischialgie
ISG- und Piriformis-Syndrom
Gesäßschmerzen
Ausstrahlungen in Rücken und Beine

# THEORIE

Gute Aussichten! 5

## IHRE CHANCE AUF SCHMERZFREIHEIT 7

So kann Ihr Weg aussehen 8
Die Schmerztherapie nach Liebscher & Bracht 9
Extra: Unsere Geschichte 12

Wie entstehen Gesäßschmerzen? 13
Diagnosen und Therapieansätze 14
Unsere Sicht auf die Schmerzentstehung 16
Bewegungstests zur Ursachenforschung 17
Ischias, ISG, Piriformis – untrennbar verkoppelt 19
Warum werden unsere Muskeln und Faszien immer unnachgiebiger? 20
Sitzende Tätigkeiten und Schmerzen 22
Häufige Ursachen der Schmerzen 24
Was bedeutet Schmerz nach Liebscher & Bracht? 30

Was hilft Ihrem Gesäß und was nicht? 31
Viele Behandlungen helfen nicht dauerhaft 32
So funktioniert unsere Therapie 37

Die richtige Ernährung gegen Schmerzen 39
Was Essen mit unseren Schmerzen zu tun hat 40

# PRAXIS

## SO BEHANDELN SIE ISCHIAS & CO. SELBST 42

Tipps für die Übungspraxis 44
Wichtig: Das macht das Üben sicher! 45
So gestalten Sie Ihr Übungsprogramm 47
Entwickeln Sie Ihre Routine 50
Extra: Warum wir unsere Hilfsmittel empfehlen 52

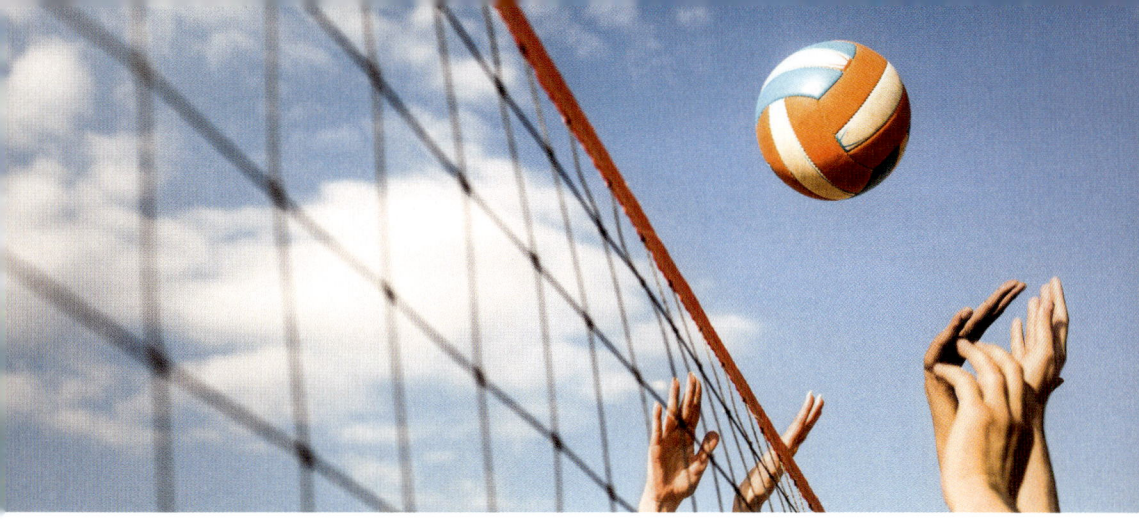

| | |
|---|---|
| Die Osteopressur gegen Gesäßschmerzen | 55 |
| Schnelle Hilfe bei Beschwerden | 56 |
| So wenden Sie die Osteopressur selbst an | 58 |
| Die Anleitungen | 60 |
| | |
| Die Liebscher & Bracht Übungen® | 68 |
| Dazu dient das Training | 69 |
| Das Besondere an unseren Übungen | 69 |
| So führen Sie die Übungen aus | 73 |
| Die Anleitungen | 75 |
| | |
| Üben mit dem ISG-Ischias-Retter | 94 |
| | |
| Die Faszien-Rollmassage | 98 |
| Wirkung auf zwei Ebenen | 98 |
| Was ist das Besondere an der Faszien-Rollmassage? | 100 |
| So wenden Sie die Faszien-Rollmassage an | 101 |
| Extra: Warum wir die Faszienrollen und Drücker entwickelt haben | 103 |
| Die Anleitungen | 105 |
| Extra: Die Vision von Liebscher & Bracht | 117 |

# SERVICE

| | |
|---|---|
| Wir begleiten Sie gern! | 119 |
| Bücher, die weiterhelfen | 120 |
| Adressen, die weiterhelfen | 120 |
| Quellen & Studien | 121 |
| Sachregister | 124 |
| Danke von Herzen | 127 |
| Impressum | 128 |

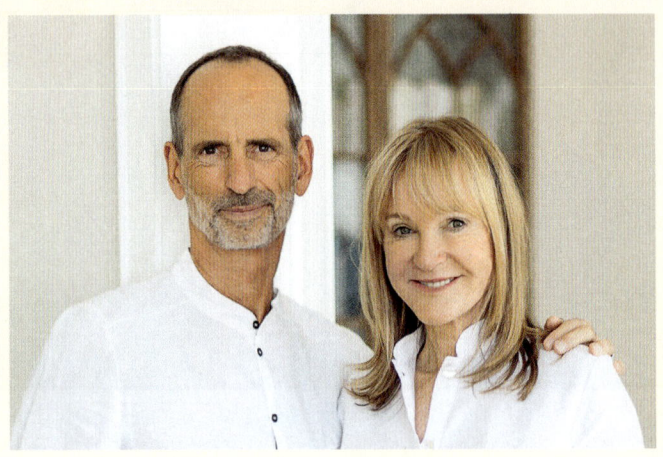

*Wir wollen allen Menschen ein schmerzfreies und langes Leben
in bester Gesundheit und voller Beweglichkeit ermöglichen.
Dafür leben und arbeiten wir. Unser besonderes Anliegen dabei: den Menschen
das Wissen zu vermitteln, wie sie sich selbst helfen können.*

### Roland Liebscher-Bracht

studierte Maschinenbau, trainierte und unterrichtete aber sein Leben lang asiatische Kampf- und Bewegungskunst. Das versetzte ihn in die Lage, zusammen mit seiner Frau eine neue, wirksame Schmerztherapie zu entwickeln. Seit 2007 bilden sie Ärzte, Heilpraktiker und Physiotherapeuten in dieser Liebscher & Bracht-Schmerztherapie aus. Mehrere Tausend Ärzte und Therapeuten in Deutschland, Österreich und der Schweiz sind mittlerweile nach ihrer Methode ausgebildet.

### Dr. med. Petra Bracht

ist Ärztin für Allgemeinmedizin und Naturheilverfahren. Sie arbeitet seit über 35 Jahren als Ernährungs- und Orthomolekularmedizinerin und führt ihr privatärztliches Liebscher & Bracht Gesundheitszentrum in Bad Homburg. Oberstes Ziel ihrer Behandlung ist es, die Selbstheilungsmechanismen zu aktivieren, die jedem Menschen innewohnen. Dabei erzielt sie eine große Wirkung mit der Optimierung der Ernährungs- und Bewegungsgewohnheiten ihrer Patienten.

# GUTE AUSSICHTEN!

Sie steigen ins Auto und fahren los, doch bereits nach wenigen Minuten brennt Ihr Gesäß so sehr, dass es kaum auszuhalten ist. Nachts wachen Sie wegen Schmerzen auf, die in den Rücken strahlen oder am Bein hinunter bis zum Fuß. In der Hüfte sind Sie nicht mehr sehr beweglich oder gar blockiert. Sie können kaum noch Sport machen, Ihr Leben ist eingeschränkt. Viele Menschen leiden so jahrelang und sehen keinen Ausweg.
Von uns bekommen Sie einfache, effektive Möglichkeiten der Selbsthilfe, um Ihre Schmerzen anzugehen. Aus unserer Sicht müssen bei Ischias- und ISG-Schmerzen neue Erkenntnisse der letzten Jahre miteinbezogen werden. Die Entstehung von Schmerzen am Bewegungsapparat lässt sich nämlich oft auf alltägliche Faktoren zurückführen. Häufig sind dabei unbewusst »antrainierte« Verkürzungen und Verspannungen der Muskeln und Faszien die Ursache. Ungünstige Alltagshaltungen wie stundenlanges Sitzen tragen sehr wahrscheinlich eine Menge zur Entstehung der Beschwerden bei. Mit dem Wissen um die Auslöser sowie unseren Tipps und Übungen zum Ausgleich haben Sie sehr gute Chancen, dass Sie Ihre Lebensqualität zurückgewinnen und langfristig erhalten können.
In diesem Buch erlernen Sie die Liebscher & Bracht Übungen®, gezielte Faszien-Rollmassagen und unsere Osteopressur. Spezielle Hilfsmittel machen das Üben so leicht wie möglich und sorgen für optimale Wirksamkeit.
Was mit unseren Übungen möglich ist, darauf deuten erste Ergebnisse unserer eigenen Studien hin. Näheres finden Sie unter
www.liebscher-bracht.com/forschung-und-studien/studien

*Wir wünschen Ihnen viel Erfolg und Freude an Ihrer Schmerzfreiheit!*

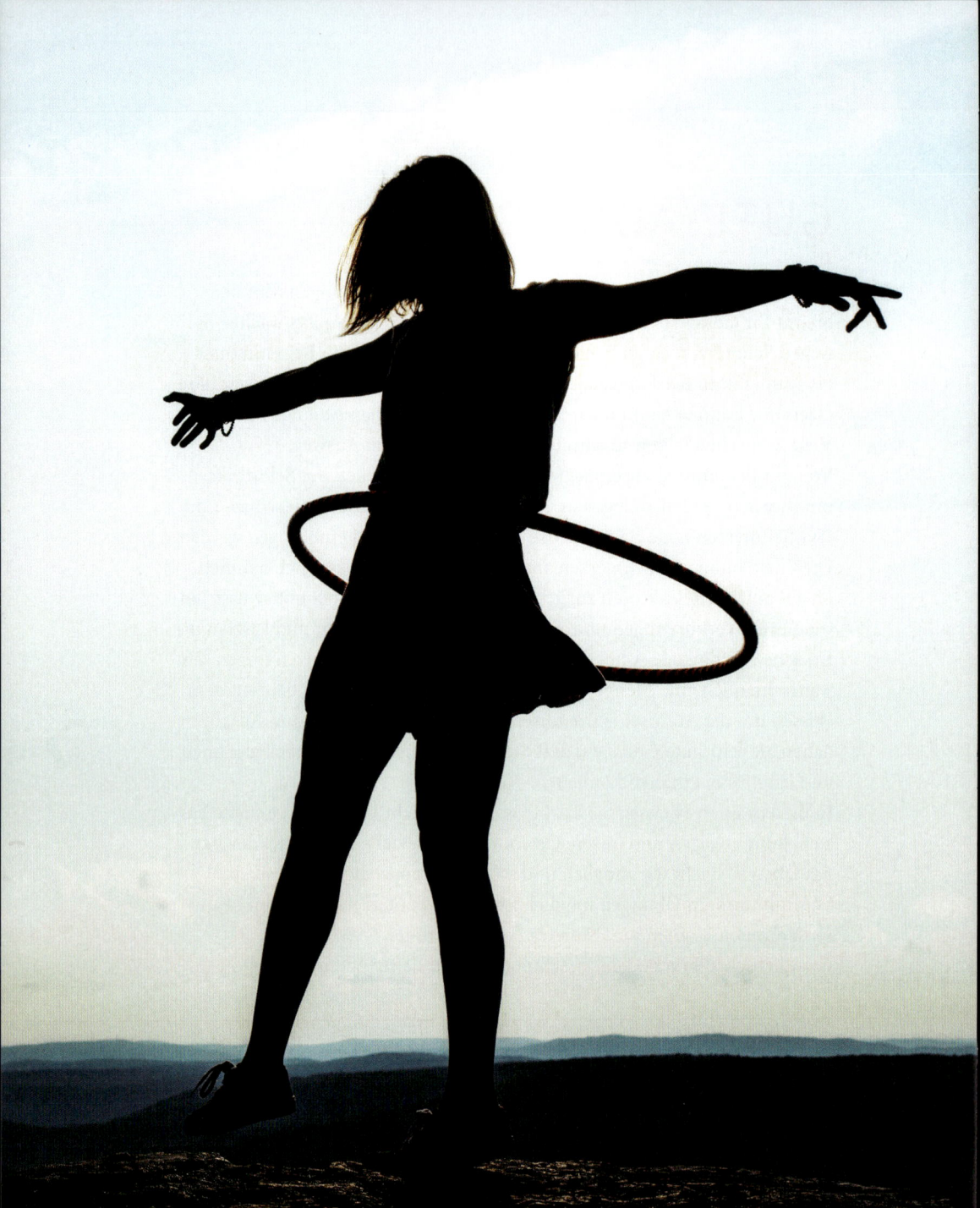

# IHRE CHANCE AUF SCHMERZFREIHEIT

Egal, ob Sie schon länger an den Beschwerden leiden oder der Schmerz in Gesäß und Bein Sie erst seit gestern quält, ob ein chronisch entzündeter Ischias oder eine ISG-Arthrose diagnostiziert wurden – wir wissen, dass Sie eine gute Chance haben.

**SO KANN IHR WEG AUSSEHEN**
8

**WIE ENTSTEHEN GESÄSSSCHMERZEN?**
13

**WAS HILFT IHREM GESÄSS UND WAS NICHT?**
31

**DIE RICHTIGE ERNÄHRUNG GEGEN SCHMERZEN**
39

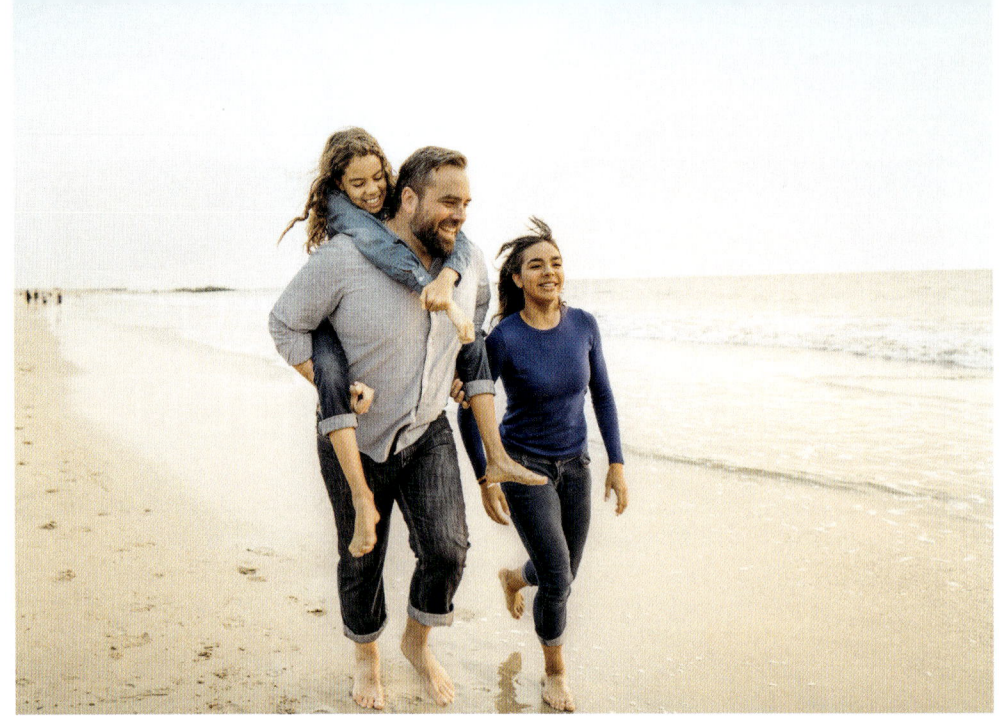

# SO KANN IHR WEG AUSSEHEN

Haben Sie Schmerzen im Gesäß, in der Leistengegend, ins Bein ausstrahlend, seitlich am Becken oder im Bereich des Iliosakralgelenks (ISG)? Wachen Sie nachts von den Beschwerden auf, können Sie tagsüber kaum sitzen und auch das Stehen, Gehen und Laufen ist oft mit Schmerzen verbunden? Und Sie wünschen sich nichts sehnlicher, als sich endlich wieder besser zu fühlen? Dies können wir gut nachempfinden – und Millionen anderer Menschen teilen diesen Wunsch mit Ihnen. Vielleicht haben Sie auch schon eine Diagnose bekommen: Ischialgie, Arthrose im Iliosakralgelenk, ISG-Blockade, Bandscheibenvorfall oder Piriformis-Syndrom ...

Und Sie haben vielleicht auch schon einiges ausprobiert, womöglich sogar eine Operation hinter sich, doch es ging Ihnen wie vielen

Schmerzpatienten? Leider sind viele Behandlungen oft nicht von langfristigem Erfolg gekrönt. Schonung, schmerzhemmende Medikamente, passive Therapiemaßnahmen und Operationen können Schmerzfreiheit meist nicht auf Dauer gewährleisten. Den Grund dafür sehen wir von Liebscher & Bracht darin, dass bei der Diagnose die Bedeutung von Inaktivität und häufigem Sitzen zu wenig beachtet wird.

Die aktuelle Faszienforschung liefert deutliche Hinweise darauf, dass Schmerzen grundsätzlich mit Umbauprozessen an Muskeln und Faszien zusammenhängen können[1] – wir sprechen von unnachgiebig werdenden Muskeln und Faszien, die zu hohe Spannungen aufweisen.

Unsere mehr als 35-jährige Erfahrung zeigt, dass dies die Hauptursache für Schmerzen am Bewegungsapparat ist. Bezogen auf das ISG und den Ischias heißt das: Die zu hohen Spannungen können einen erhöhten Gewebedruck rund um das ISG und den Ischiasnerv aufbauen und Nervenreizungen sowie Blockaden fördern.

Natürlich entstehen Schmerzen im unteren Rücken, in der Hüfte und im Gesäß auch durch Unfälle oder Verletzungen. Doch gerade in den Fällen, in denen keine spezifische Ursache gefunden wird, sollten »verkürzte« Muskeln und Faszien unbedingt in den Blick genommen werden.

Schmerzen können als Signal fungieren und Ihnen einen wichtigen Hinweis liefern: Verändern Sie Ihre alltäglichen Bewegungsmuster! Mit diesem Buch zeigen wir Ihnen auf, wie einfach auch Sie das schaffen können, denn unsere Vision ist ein schmerzfreies Leben für jeden Menschen – und zwar ohne Medikamente und Operation!

Zunächst möchten wir Ihnen die Angst nehmen. Eine Diagnose wie chronische Ischialgie oder ISG-Arthrose ist nicht der Anfang vom Ende, sondern eine Chance, um die Signale Ihres Körpers verstehen zu lernen und sich selbst von Ihren Beschwerden zu befreien. Mit der Liebscher & Bracht-Methode bieten wir Ihnen konkrete Hilfe zur Selbsthilfe. Wie das funktioniert, erklären wir Ihnen in den folgenden Kapiteln. Sie erfahren, wie Schmerzen am Bewegungsapparat nach unserem Modell entstehen und wie Sie sich in den allermeisten Fällen selbstständig davon befreien können.

## DIE SCHMERZTHERAPIE NACH LIEBSCHER & BRACHT

Seit Mitte der 1980er-Jahre befassen wir uns intensiv mit dem Thema Schmerzen. Wir haben ein System von Übungen entwickelt, die Patienten auf natürliche Weise dauerhaft von ihren Schmerzen befreien können. Ihr Ziel ist es, dass alle Menschen ein schmerzfreies, gesundes Leben in voller Beweglichkeit bis ins hohe Alter führen können. Mittlerweile dürfen wir immer mehr dazu beitragen, das Verständnis für Schmerzen im menschlichen

Körper, für ihre Funktion und Aufgabe und natürlich die Schmerzlinderung voranzubringen. Mit unserer natürlichen Vorgehensweise, deren positive »Nebenwirkungen« eine gesteigerte Beweglichkeit und ein aktiver Stoffwechsel sein können, stoßen wir mehr und mehr auf offene Ohren.

Zu Beginn unserer Ausbildungstätigkeit im Herbst 2007 verhielt es sich noch anders. Die Teilnehmer unserer Schmerztherapieausbildungen waren verständlicherweise skeptisch, dass die Wirksamkeit tatsächlich so groß sein kann, wie wir behaupten. Letztlich konnten die meisten der teilnehmenden Ärzte und Therapeuten aber im Laufe der Ausbildung von ihren eigenen Schmerzen befreit werden – und nur das überzeugt.

Ebenso verhielt es sich mit unseren Patienten. Viele kamen nur deshalb, weil sie keine andere Möglichkeit mehr sahen, ihre quälenden Schmerzen loszuwerden. Doch auch sie konnten sich nicht vorstellen, wie das gehen sollte, denn oft lag eine jahrelange Odyssee hinter ihnen, auf der sie »alles« versucht hatten, um sich schließlich damit abfinden zu sollen, dass ihnen nicht zu helfen sei: »Das liegt eben bei Ihnen in der Familie.« – »In Ihrem Alter ist da nichts mehr zu machen.« – »Bei Ihnen ist das psychisch.« Das waren die Aussagen, die viele Patienten zu uns trieben. Und deshalb glaubten sie auch nicht wirklich daran, dass wir ihnen helfen könnten, weil sie ja über Jahre gehört hatten, da sei nichts mehr zu machen.

Heute ist die Liebscher & Bracht-Methode bekannt, und zwar vor allem wegen der Tatsache, dass wir die Schmerzen bei den meisten Patienten relativ schnell lindern oder sogar beseitigen können – auch chronische oder solche Schmerzen, die in der Medizin als austherapiert gelten. Immer mehr Ärzte, Physiotherapeuten und Heilpraktiker lassen sich bei uns ausbilden, weil ihre Patienten

### HILFE BEIM THERAPEUTEN

Prinzipiell empfehlen wir allen Menschen mit starken akuten oder chronischen Schmerzen, bei Vorgeschichten wie mehrfachen Operationen oder anderen erschwerenden Umständen, sicherheitshalber einen unserer zertifizierten Liebscher & Bracht-Therapeuten aufzusuchen, ehe sie mit den Selbsthilfeübungen beginnen. Schon nach der ersten Behandlung können Sie dann einschätzen, ob unsere Methode Ihnen helfen kann und wie Sie weitermachen möchten. Und wenn Sie Fragen zu den Übungen oder den anderen Selbsthilfetechniken haben oder bei der Ausführung einfach einen Profi an Ihrer Seite wissen möchten, dann steht Ihnen auch dafür unser großes Netz von Therapeuten zur Verfügung (siehe Seite 119).

## SO KANN IHR WEG AUSSEHEN

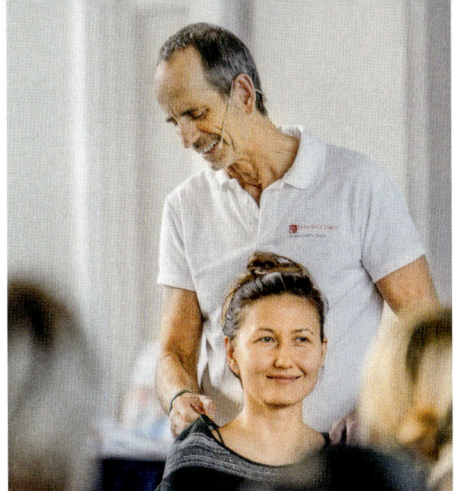

*In unseren Ausbildungen erleben Therapeuten am eigenen Leib, wie schnell wir Schmerzen auflösen können.*

### Unsere Vision von einem schmerzfreien Leben für alle

Mit diesem Buch möchten wir allen Betroffenen die Möglichkeit geben, sich selbst von ihren Gesäßschmerzen und den ausstrahlenden Beschwerden zu befreien. Nach der Lektüre wissen Sie, dass Faszien und Muskeln viel mit Schmerzen am Bewegungsapparat zu tun haben. Sie lernen die wichtigsten Liebscher & Bracht Übungen® bei Ischias- und ISG-Schmerzen kennen und erfahren, mit welchen speziellen Hilfsmitteln Sie noch einfacher und effektiver trainieren können. Unsere Übungen zur Dehnung und Kräftigung sind das Herzstück unseres Selbsthilfeangebots für Sie. Zusätzlich zeigen wir Ihnen aber auch gezielte Faszien-Rollmassagen und die Osteopressur für den Gesäßbereich. Diese beiden Techniken können Ihnen helfen, Schmerzfrei-Effekte zu bündeln und Ihr großes Ziel noch schneller zu erreichen. Auf unserer Website www.liebscher-bracht.com finden Sie viele weitere Infos. Besuchen Sie auch unbedingt unseren Youtube-Kanal mit 1500 kostenfreien und motivierenden Übungsvideos, um am Ball zu bleiben (siehe Seite 123).

*nach Liebscher & Bracht* behandelt werden möchten. Inzwischen therapieren in Deutschland, Österreich und der Schweiz mehrere Tausend von uns ausgebildete Ärzte und Therapeuten nach unserer Methode und nutzen unsere Qualitätssicherungsmaßnahmen, um die Behandlungen nach dem von uns definierten Goldstandard durchzuführen.
Aber nicht nur auf der professionellen Behandlungsebene wollen wir für Schmerzleidende da sein. So bilden wir beispielsweise Trainer und Gesundheitscoaches aus, die Präventions- und Bewegungskurse mit unseren Übungen anbieten. Über all dem steht immer unser wichtigstes Ziel: Menschen in Bewegung zu bringen und ihnen zu zeigen, wie sie sich bei Schmerzen ganz einfach selbst helfen können. Deswegen gibt es auch dieses Buch.

# UNSERE GESCHICHTE

*Medizinisch-naturheilkundliches Wissen und Kenntnisse aus dem Maschinenbau, kombiniert mit lebenslanger Bewegungserfahrung aus der Kampfkunst – das waren die Grundlagen der Schmerztherapie nach Liebscher-Bracht.*

1985 eröffnete ich (Roland) meine erste WingTsun-Kampfkunstschule und erlebte dort immer wieder, dass bei Kursteilnehmern Schmerzen besser wurden oder verschwanden. Laut ärztlicher Diagnose – Arthrose, Bandscheibenvorfall oder Entzündungen – hätten diese Schmerzen aber nach damaligem Verständnis nicht beeinflussbar sein dürfen, vor allem nicht durch Bewegungsübungen, von denen eher abgeraten wurde. Für mich als studiertem Wirtschaftsingenieur der Fachrichtung Maschinenbau, der sein Hobby Kampfkunst zum Beruf gemacht hatte, waren diese Schmerzlinderungen nicht erklärbar und nachvollziehbar. Genauso ging es Petra als Ärztin für Allgemeinmedizin und Naturheilverfahren oder anderen Ärzten und Physiotherapeuten, die bei mir in der Kampfkunstschule trainierten.

In den Folgejahren entwickelte ich aufgrund dieser Erfahrungen ein neues Bewegungssystem gegen Schmerzen und später ein manuelles Therapiesystem, das wir Osteopressur tauften. Uns wurde immer klarer, dass die Lehrmeinung der Medizin und Physiotherapie bezüglich der meisten Schmerzen am Bewegungsapparat infrage gestellt werden musste, da möglicherweise entscheidende Zusammenhänge übersehen wurden.

In den folgenden 20 Jahren entstand aus unseren Erkenntnissen ein neues Modell der Schmerzentstehung. Die daraus abgeleitete Therapie ist in der Lage, die meisten Schmerzen am Bewegungsapparat ohne Schmerzmittel und Operationen auf natürliche Art und Weise zu senken und in vielen Fällen sogar ganz zu beseitigen.

Seit 2007 bilden wir Ärzte aller Fachrichtungen, Physiotherapeuten, Heilpraktiker, Osteopathen und andere Therapeuten in unserer *Schmerztherapie nach Liebscher & Bracht* aus und verbreiten unser Wissen und Können in Vorträgen, Büchern, Fernsehen, Radio, Zeitungen, Übungs- und Erklärvideos auf Youtube und durch Aktivitäten in vielen sozialen Netzwerken.

Unser Ziel ist, allen Menschen ein schmerzfreies Leben zu ermöglichen. Besonderen Wert legen wir darauf, dass die Schmerzleidenden lernen, sich mit unseren Liebscher & Bracht Übungen®, der Faszien-Rollmassage und der Osteopressur selbst zu helfen.

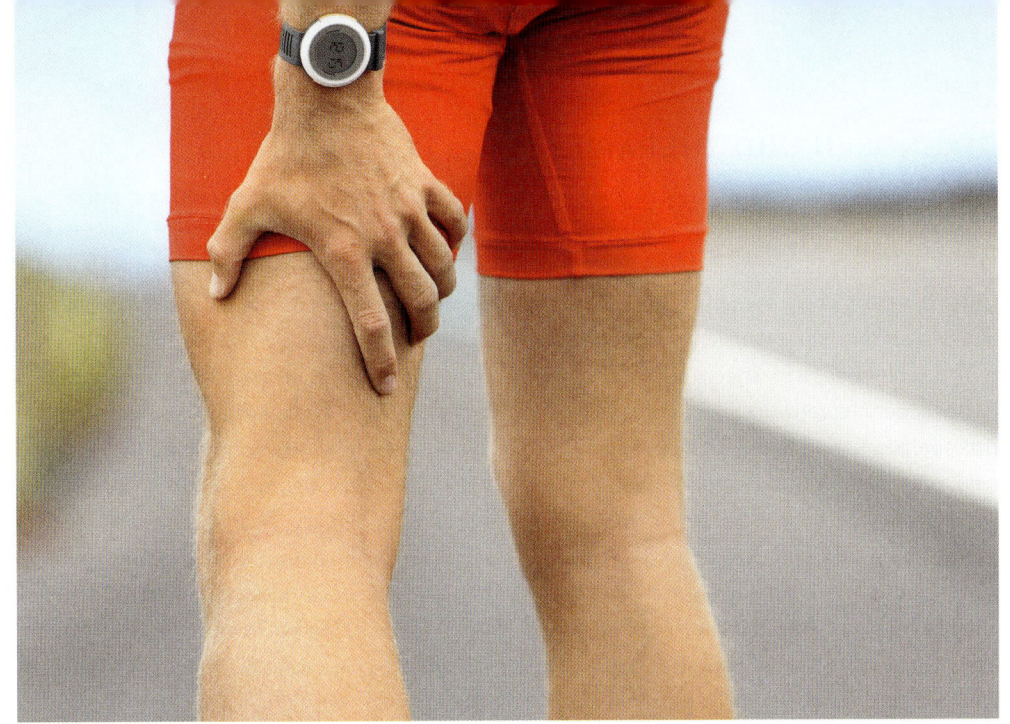

# WIE ENTSTEHEN GESÄSS-SCHMERZEN?

Bei Schmerzen im Gesäß und im unteren Rücken, aber auch bei Ausstrahlungen in die Beine bis zu den Füßen können Nervenwurzelreizungen des Ischias,[2] ein geschädigtes ISG oder der Piriformis die Ursache sein. Unsere Erfahrung deckt sich jedoch mit wissenschaftlichen Erkenntnissen aus den letzten Jahren: Regelmäßige Bewegung lindert die Beschwerden und ist mittlerweile fester Bestandteil der Behandlung.[3] Wir von Liebscher & Bracht haben spezielle Bewegungsübungen zur Dehnung und Kräftigung entwickelt. Mit ihnen können Sie Muskeln und Faszien im Bereich von ISG, Hüfte und Gesäß entspannen und dadurch Ihre Gesäßschmerzen sowie Ausstrahlungen in die Beine langfristig in den Griff bekommen – ohne Medikamente oder Operationen.

# DIAGNOSEN UND THERAPIEANSÄTZE

## Ischialgie

Unter einer Ischialgie versteht man Schmerzen und andere Beschwerden, die im Versorgungsgebiet des Ischiasnervs auftreten. Eine Reizung der Nervenwurzel kann diesen Symptomen zugrunde liegen. Das kann zum Beispiel bei einem Bandscheibenvorfall oder bei knöchernen Veränderungen an der Wirbelsäule passieren. Denn dort befinden sich die Nervenwurzeln des Ischias. Typisch sind stechende oder ziehende Schmerzen, die von einer Gesäßseite ins Bein ausstrahlen. Auch Kribbeln und Taubheitsgefühle bis hin zu Lähmungserscheinungen können auftreten.[4] Exakte Daten gibt es nicht, aber laut einer Studie leiden 12,2 bis 43 Prozent der Bevölkerung im Laufe des Lebens an Ischiasschmerzen.[5] Oft werden diese nach der Leitlinie »Kreuzschmerzen« der Bundesärztekammer behandelt. Sie sieht die Aufforderung zu normaler Aktivität und Bewegung, Wärme, Schmerzmittel (NSAR wie Ibuprofen oder Voltaren), Bewegungstherapie, ggf. im Wasser, wenn die Schmerzen es nicht anders zulassen, und strukturierte Übungen wie Stabilitätstraining der unteren Wirbelsäule vor.[6] Wenn diese Maßnahmen nicht helfen oder wenn Taubheit oder Kraftminderung in den Beinen auftritt, sollen Operationen zur Entfernung von Bandscheibengewebe oder die Einspritzung von Schmerzmitteln nahe der Nervenwurzel Abhilfe schaffen.[7] Studien zeigen jedoch, dass Operationen und Spritzen bei Ischialgie oft nur kurzfristig helfen, dass herkömmliche physiotherapeutische Übungen kaum besser helfen als die Aufforderung, aktiv und beweglich zu bleiben,[8] dass Schmerzmittel bei akuten Ischiasschmerzen nicht besser helfen als Placebos,[9] dass entzündungshemmende Schmerzmittel bei anhaltenden Schmerzen im unteren Rücken nur etwas besser helfen als Placebos, aber dafür auf Dauer unerwünschte Nebenwirkungen haben, und dass Antidepressiva gar nicht helfen.[10] Etwa 10 bis 40 Prozent der Betroffenen entwickeln chronische Schmerzen im Bereich des Ischias.[11]

## ISG-Syndrom

Die Iliosakralgelenke befinden sich rechts und links an der Rückseite des Beckens. Treten mehrere Symptome in diesem Bereich auf, spricht man von einem »Syndrom«. Ursachen für ISG-Schmerzen können eine ISG-Blockade, Arthrose, Entzündungen, Fehlhaltungen oder falsche Bewegungen sein. Genaue Daten zur Häufigkeit liegen nicht vor, aber man geht davon aus, dass eine Dysfunktion des ISG-Gelenks 15 bis 30 Prozent der idiopathischen (unspezifischen) Schmerzen im unteren Rücken erklärt.[12] Die herkömmliche Behandlung besteht aus verschiedenen konservativen Maßnahmen wie Schmerzmitteln, Manual- und Physiotherapie, Korsettbehandlung und Belastungsumstellungen. Wenn

diese nicht anschlagen, versucht man es mit Injektionen ins ISG unter CT-Kontrolle oder in therapieresistenten Fällen sogar mit der dauerhaften Versteifung des ISG.
Die korrekte Zuordnung der Ursachen ist oft nicht eindeutig. Bildgebende Verfahren liefern in vielen Fällen keine Aussage.

## Piriformis-Syndrom

Die Beschwerden ähneln der Ischialgie und werden durch Vorbeugen, Heben, langes Sitzen und Stehen oder sehr einseitige Bewegungsmuster verstärkt. Als Ursache gilt, dass der Ischiasnerv beim Verlassen des Beckens durch den Piriformismuskel komprimiert wird. Der Piriformis gilt als für 6 bis 8 Prozent aller Schmerzen am unteren Rücken und in der Gesäßregion verantwortlich. Es gibt hier keinen universellen Therapieansatz, da sich Mediziner nicht über diagnostische Kriterien einig sind und die Abgrenzung zu Schmerzen des ISG und Ischias schwierig ist. Es wird geraten, schmerzauslösende Aktivitäten zu vermeiden und sich kurzzeitig zu schonen. Von Dehnung und Physiotherapie über Anästhetika-, Kortikosteroid- und Botulinumtoxin-(BTX-)Injektionen bis hin zur Stärkung der Hüftmuskulatur wird alles eingesetzt. Eine Studie ergab, dass Maßnahmen zur Dehnung des Piriformismuskels gute Ergebnisse bringen. Sie bestätigt unsere Einschätzung, dass dort zu hohe Spannungen der Muskeln und Faszien maßgeblich für die Schmerzen verantwortlich sind.[13]

## Bandscheibenvorfall ohne Schmerzen

Mehr als 60 Prozent der Menschen über 60 Jahre haben einen Bandscheibenvorfall in der Lendenwirbelsäule, also im unteren Rücken.[14] Aber längst nicht jeder hat Schmerzen oder andere Symptome.[15] Deswegen werden sie auch als »asymptomatische Bandscheibenvorfälle« bezeichnet.
Die herkömmliche Lehrmeinung geht davon aus, dass die Schmerzen entlang des Ischias vorrangig durch die Reizung der Nervenwurzeln, die den unteren Lenden- oder Kreuzbeinwirbeln entspringen, ausgelöst werden. Deshalb wird deren Struktur so genau wie möglich untersucht. Dabei wird jedoch immer wieder festgestellt, dass vorhandene Schmerzen nicht mit den Ergebnissen dieser Untersuchung in Einklang zu bringen sind. Weil die Spannungen der Muskeln und Faszien auf den Bildern nicht sichtbar sind, werden sie oft »übersehen«. Und deshalb spielen diese Spannungen in der Ursachensuche zu selten eine Rolle. Immerhin findet der Piriformis als einer der möglichen »Druckerzeuger« inzwischen immer mehr Beachtung.[16]
Insgesamt gibt es immer mehr Anzeichen dafür, dass anerkannte Theorien der Schmerzentstehung, bei denen Schädigungen der Struktur im Vordergrund stehen, zu einseitig sein könnten. Unsere Sicht auf die Schmerzentstehung greift bestehende Ungereimtheiten auf, kann einige davon erklären und herkömmliche Modelle ergänzen.

## UNSERE SICHT AUF DIE SCHMERZENTSTEHUNG

Nach unserer Erfahrung haben die Schmerzen meist nichts mit Veränderungen an den Wirbeln oder Bandscheiben, mit Arthrose oder Fehlstellungen zu tun. Teilweise gilt dies auch für vorhandene Missempfindungen wie Kribbeln in den Beinen. Vor allem sehen wir auch seit Jahren an anderen Gelenken, dass die Arthrose selbst bei Schmerzen eine untergeordnete Rolle spielt. Wir sehen die häufigste Schmerzursache vielmehr in Muskeln und Faszien, die zu stark ziehen, weil sie unnachgiebig geworden sind und unnatürlich hohe Spannungen aufweisen. Sie sorgen dafür, dass der Ischiasnerv an unterschiedlichen Stellen dauerkomprimiert ist und das ISG zu stark zusammengepresst wird, sodass es durch den zu hohen Druck verschleißt und/oder verkantet. Drei dadurch verursachte Zustände führen unserer Erfahrung nach zu unterschiedlichen Schmerzen.

### Drei Gründe für Schmerzen

**»Stoffwechselstau«:** Durch die zu hohe Spannung allgemein im Bereich der Gesäßmuskulatur und speziell im Piriformismuskel wird der Ischiasnerv offenbar so komprimiert, dass seine innere Versorgung gemindert wird. Die Blut- und Lymphgefäße werden gestaut und Abfallprodukte des Stoffwechsels nicht abtransportiert, Nährstoffe erreichen bestimmte Zellen nicht mehr. Die Signalübertragung an den Nerven wird gestört, sie beginnen zu brennen. Zu diesem Stoffwechselstau kann es auch an weiteren Kompressionsengpässen im Bereich der Beine und Füße kommen.

**Muskelverspannungen:** Zusätzlich spannt sich die gesamte Muskulatur im Gesäßbereich immer mehr an, da das Hüftgelenk durch Verkürzungen der Beugemuskulatur, vor allem des Hüftbeugers, immer mehr in die Beugung nach vorn gezogen wird. Irgendwann »brennen« die dabei überbeanspruchten Muskelbereiche – sogar bis hoch zum Rücken. Wir nennen das Überlastungsschmerzen.

**Warnung vor Verschleiß:** Zu guter Letzt sendet das Gehirn einen Alarmschmerz, um (weitere) Schädigungen des ISG – Verrenkung oder Arthrose – zu verhindern. Der Schmerz fordert uns auf, etwas zu ändern.

### Alarmschmerz – ein Warnsignal des Körpers

Rezeptoren überall im Bereich des Iliosakralgelenks – in der Knochenhaut, den Muskeln, den Sehnen, den Faszien und der Gelenkkapsel – registrieren die übermäßige Spannung im Gewebe und reagieren oft auch auf einen veränderten pH-Wert in Bereichen des Körpers, in denen der Stoffwechsel stockt. Sie leiten die Informationen an das Gehirn, wo sie permanent verarbeitet werden. Vereinfacht ausgedrückt, passiert nach unserem Modell nun Folgendes: Die zu hohen Spannungen in den Muskeln und Faszien, die von den Rezeptoren festgestellt und ans Gehirn weitergegeben wurden, lösen im Körper eine

Schmerzreaktion aus. Diese Schmerzreaktion dient gewissermaßen dem Schutz Ihres Körpers, indem sie Ihnen signalisiert: Die Spannungen rund um ein bestimmtes Gelenk sind so hoch, dass bestimmte Bewegungen zu (weiteren) Schädigungen führen könnten – und genau das soll der Schmerz verhindern. Er warnt Sie, er macht Sie auf eine »Gefahr« aufmerksam. Deshalb sprechen wir in diesem Fall von einem Alarmschmerz.

Unsere Schmerztherapie mit den Liebscher & Bracht Übungen® ist daher speziell darauf ausgerichtet, diese Überspannungen abzubauen und Ihnen wieder die Chance auf ein schmerzfreies Leben zu eröffnen. In vielen Fällen liegt genau darin der Schlüssel, um die Schmerzen dauerhaft zu beseitigen. Im Praxisteil dieses Buches zeigen wir Ihnen ausführlich, wie unsere Übungen und weitere Selbsthilfetechniken funktionieren und wie Sie Ihre Gesäßschmerzen und die »Ausstrahlungen« dauerhaft loswerden können: mit einfachen Körperübungen, der Faszien-Rollmassage und der Osteopressur.

## BEWEGUNGSTESTS ZUR URSACHENFORSCHUNG

### Übliche Provokationstests

In der Medizin gibt es einige Tests, mit denen man versucht, den Zustand des **Ischias** einzuschätzen. Beim *Lasègue-Test* hebt der Therapeut das gestreckte Bein und prüft, ob bei einem Winkel von 45 Grad Schmerzen im Bein, Rücken oder Gesäß auftreten. Falls ja, geht man davon aus, dass eine Schädigung an der Nervenwurzel vorliegen könnte, etwa durch einen Bandscheibenvorfall. Beim *Bragard-Test* wird zusätzlich der Vorfuß in Richtung Knie gezogen. Verstärkt sich dadurch der Schmerz, wird auch dies als Hinweis auf eine Nervenwurzelschädigung gesehen. Beim *Zehenspitzenstand-Test* wird geprüft, ob und wie ausgeprägt der Patient auf den Zehen stehen kann. Bei Einschränkungen sind Nervenfehlfunktionen möglich.

Die Tests für das **ISG** und den **Piriformis** bestehen aus symptomprovozierenden Manipulationen, bei denen die Beine oder das Becken direkt in bestimmte Positionen gedrückt und gezogen werden. Treten dadurch Schmerzen auf, wird auf den Zustand der beteiligten Körperstruktur rückgeschlossen. Es herrscht aber Übereinstimmung in der herkömmlichen Therapie, dass solche Tests nur als Hinweis zu verstehen sind und keine diagnostische Sicherheit bieten.

In unserer Liebscher & Bracht-Therapie wenden wir solche Verfahren nicht an, weil wir davon ausgehen, dass meist die *Funktion der Muskeln und Faszien* für die Schmerzen verantwortlich ist und nicht der *Zustand der Struktur* des Ischiasnervs, des Iliosakralgelenks oder des Piriformismuskels. Vielmehr sind die strukturellen Zustände für uns fast immer die Folgen der meist zu hohen Spannungen der Muskeln und Faszien.

> Interessanterweise sind in unserem System die gängigen »Tests«, bei denen bestimmte muskulär-fasziale Gewebe auf Zug gebracht werden, schon Teil der Lösung, also die Therapie. Denn wenn dieses Ziehen als Dehnung weitergeführt wird, verändert es den Zustand, der vorher zum Schmerz geführt hat.

## Testen Sie selbst, wo Sie stehen

- Legen Sie sich am Boden auf den Rücken und stellen Sie Ihre Beine angewinkelt auf. Strecken Sie die Beine langsam, bis die Kniekehlen am Boden liegen.
  Bemerken Sie eine zunehmende Spannung oder sogar einen Schmerz im Rücken, in der Hüfte oder in der Leiste? Dann sollten Sie mit unseren Übungen beginnen, denn Ihre hüftbeugende muskulär-fasziale Struktur ist offenbar stark verkürzt.
  Können Sie die Beine gar nicht gestreckt auf den Boden legen, weil das zu weh tut? Dann kann es sich für Sie besonders lohnen, schnellstmöglich mit unseren Übungen zu beginnen!
- Legen Sie sich auf den Bauch, stützen Sie sich auf die angewinkelten Unterarme und drücken Sie so Ihren Oberkörper hoch. Fängt es dabei an, in der Leiste, am Bauch oder Rücken zu spannen und zu schmerzen? Dann ist Ihr Zustand wahrscheinlich nicht alarmierend, aber fangen Sie an, etwas gegen die zunehmende Verkürzung zu unternehmen.
- Gehen Sie auf alle viere und stellen Sie Ihr Becken so, dass Sie möglichst wenig im Hohlkreuz sind. Lassen Sie sich mit den Leisten voran immer mehr nach unten durchhängen (siehe Foto unten).
  Müssen Sie ins Hohlkreuz gehen, um tief durchhängen zu können? Dann sind sehr wahrscheinlich die hüftbeugenden Muskeln und Faszien der Körpervorderseite zu kurz. Wenn Sie unsere Übungen praktizieren, können Sie auch ohne Hohlkreuz immer tiefer kommen.
  Können Sie sich mit den Leisten voran so tief durchhängen lassen, dass sie fast den Boden berühren? Dann gehören Sie vielleicht zu den seltenen Fällen, in denen nicht Verkürzungen der Hüftbeuger, sondern andere Muskeln und Faszien für die Beschwerden verantwortlich sind. Probieren Sie trotzdem alle im Praxisteil vorgestellten Übungen aus.

*Bei dieser – oben beschriebenen – Übung spüren Sie, ob und wie stark Ihre Hüftbeuger verkürzt sind.*

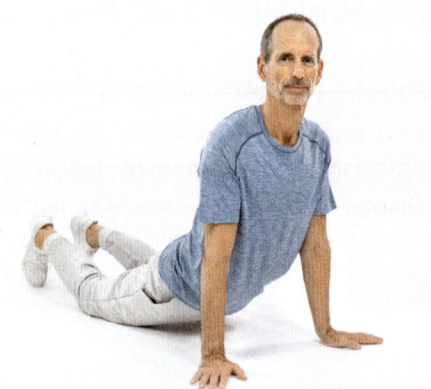

# WIE ENTSTEHEN GESÄSSSCHMERZEN?

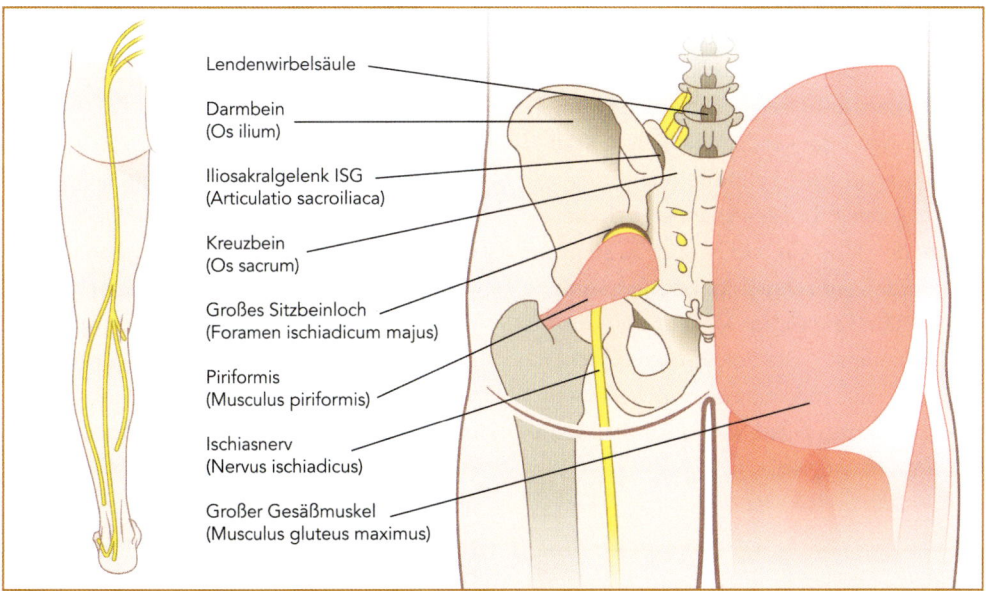

*Links sehen Sie den gesamten Verlauf des Ischiasnervs, rechts den Gesäßbereich mit ISG, Piriformis und Gesäßmuskeln.*

## ISCHIAS, ISG, PIRIFORMIS – UNTRENNBAR VERKOPPELT

Der **Ischiasnerv** wird aus einem Nervengeflecht gebildet, das unter dem fünften Lendenwirbel und aus dem Kreuzbein austritt. Er ist zuständig für die nervale Versorgung des Beins, des Gesäßes und der Hüfte, also für eine funktionierende Sensorik und Motorik in dieser Körperregion. Er verläuft unter dem größten Gesäßmuskel, dem Musculus gluteus maximus, und durch das große Sitzbeinloch. Über diese Stelle zieht auch ein birnenförmiger Muskel, der **Musculus piriformis**. Nach Durchtritt durch die Piriformislücke läuft der Ischiasnerv an der Rückseite des Oberschenkels zwischen den Oberschenkelbeugern entlang. An der Kniekehle teilt er sich dann in die Wadenbein- und Schienbeinnerven. Die **Iliosakralgelenke** sitzen zwischen dem Kreuzbein (Os sacrum) und dem Darmbein (Os ilium). Sie verbinden also die Lendenwirbelsäule mit dem Becken. Aufgrund dieser Position haben sie nur einen minimalen Bewegungsspielraum, der unter anderem durch Muskeln, Bänder und ein dichtes Bindegewebe, die Faszien, ermöglicht wird. Im Normalfall sorgen diese Strukturen für Stabilität in den Gelenken, sodass diese ihrer bewegungs- und stoßdämpfenden Funktion ungehindert nachkommen können.

Gleichzeitig wird hier aber auch die Gefahr des Stabilitätsverlusts deutlich. Durch muskuläre Dysbalancen, länger anhaltende Fehlbelastungen oder kurzfristige äußere Krafteinwirkungen – wie Fehltritte oder Stöße, etwa bei einem Unfall – spannen sich die stützenden Muskeln und Faszien zu stark an und werden unnachgiebig. Dadurch kann es zu einem Ungleichgewicht und zu Überlastungen kommen. Die Folge: Gelenkflächen reiben zu stark aufeinander oder verkanten sich, Schmerzen entstehen. Unser Frühwarnsystem wird aktiviert.

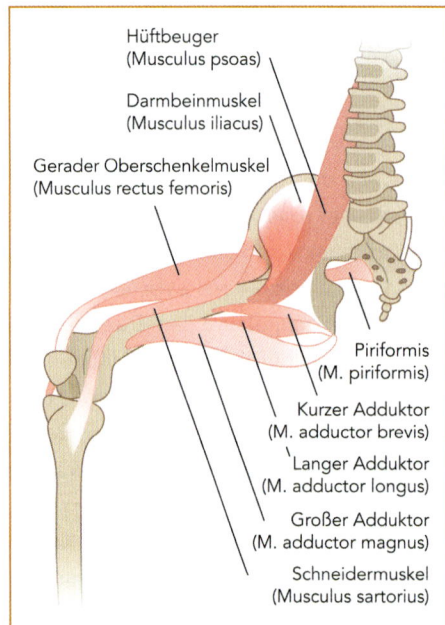

*Stundenlanges Sitzen lässt die hüftbeugende Muskulatur auf Dauer immer kürzer und unflexibler werden.*

# WARUM WERDEN UNSERE MUSKELN UND FASZIEN IMMER UNNACHGIEBIGER?

Der Mensch besitzt 656 Muskeln, die von Faszien (siehe gegenüberliegende Seite) durchdrungen und umgeben sind. Jedes Mal, wenn ein Gelenk gestreckt oder gebeugt wird, ziehen sich Muskeln und Faszien zusammen, während die entgegengesetzt wirkenden Strukturen nachgeben und sich dehnen. Werden die möglichen Gelenkwinkel nicht umfassend und regelmäßig genutzt, verlieren die an der Bewegung beteiligten Muskeln und Faszien ihre Flexibilität und verspannen sich im Laufe der Zeit immer mehr. Die nutzbaren Gelenkwinkel werden immer kleiner, Bewegungseinschränkungen nehmen in der Folge ebenso zu wie die Belastung des dazwischenliegenden Gelenks, das die Kräfte übertragen muss.

## Das Zusammenspiel der Muskeln und Gelenke

Die Muskeln im Bereich der Iliosakralgelenke können Bewegungen des Beckens, der Beine und der Wirbelsäule auslösen. Den größten Bewegungsumfang hat dabei das Hüftgelenk. Das ISG überträgt zwar viele der dabei entstehenden Kräfte, bewegt sich selbst aber nur minimal. Seine Hauptaufgabe ist es, das Kreuzbein und damit die Wirbelsäule im Becken zu halten.

Die folgenden Muskeln (siehe Abbildung links) sind bei Schmerzen im Gesäßbereich

## FASZIEN

Im Körper existiert ein Netz aus elastischem Bindegewebe, die sogenannten Faszien. In einer feinen Scherengitterstruktur umhüllen, verbinden und stabilisieren sie unter anderem Organe, Nervenbahnen, Gelenke, Muskeln und Knochen.[17]

Die Faszien sind durchblutet und voller sensorischer Rezeptoren: Sie messen Temperaturänderungen, Druck- und Zugkräfte und Änderungen im chemischen Milieu.[18] Im gesunden Körper passen sich die Faszien an äußere Reize an und ermöglichen Elastizität, wenn sie nötig ist.[19] Wenn bestimmte Gelenkwinkel jedoch nicht genutzt und die Faszien dadurch nicht gedehnt werden, können ihre unterschiedlichen Bestandteile verkleben[20] und verfilzen.[21] Das Wichtigste daran: Ebenso wie die Muskeln reagieren die Faszien auf Training, auf Bewegung, auf Dehnung[22] – unser ganzes Leben lang.

---

sehr wichtig: Der Hüftbeuger (Musculus iliopsoas), der lange Anteil des vierköpfigen Oberschenkelmuskels, der auch die Hüfte überspannt (M. rectus femoris), der Schneidermuskel (M. sartorius) und der Oberschenkelbindenspanner (M. tensor fasciae latae) beugen die Hüfte. Die Gesäßmuskulatur und der M. piriformis wirken als Hüftstrecker, rotieren das Bein aber auch nach außen.

Wenn wir sitzen, ist der Hüftbeuger kurz gestellt und neigt dazu, sich auf Dauer an diese Kürze anzupassen. Auch die anderen Muskeln reagieren auf einseitige Haltungs- oder Bewegungsmuster, bei denen bestimmte Gelenkwinkel sehr häufig, andere dagegen eher selten eingenommen werden – abhängig davon, ob wir vorwiegend sitzen, stehen oder gehen.

Durch dieses »Training« verkürzen sich die betroffenen Muskeln immer mehr. Ihre Anspannung steigt, die Faszien verkleben und verfilzen. Die Muskel-Faszien-Einheit wird immer unnachgiebiger.

## Gelenkwinkel nicht zu nutzen macht Muskeln und Faszien unflexibel

Die Bewegung des Hüftgelenks ist durch unseren heutigen Alltag stark eingeschränkt und durch wenig genutzte Gelenkwinkel viel zu unausgewogen. In Europa, auch in Deutschland, sitzen die Menschen viel zu viel, Tendenz steigend.[23] Und wer dann in Seitenlage mit angewinkelten Beinen schläft, behält den gleichen Hüft- und Kniegelenkwinkel auch noch nachts bei.

Außerdem laufen wir fast ausschließlich mit kaum gebeugten beziehungsweise fast gestreckten Beinen.

Vor allem im Bereich der hüftbeugenden Muskeln und Faszien kommt es so zu starken Verkürzungen. Dem würde ein Überstrecken der Hüfte entgegenwirken, von Laien oft als

»nach hinten beugen« oder »Rückbeuge« bezeichnet, doch das tun wir in unserem Alltag viel zu selten.

## SITZENDE TÄTIGKEITEN UND SCHMERZEN

Welche Körperhaltungen und Bewegungsabläufe bestimmen unseren Alltag? Wenn wir sportliche Aktivitäten zunächst ausklammern, sind das Stehen, Gehen, Sitzen und (nachts im Bett) Liegen.

### Wie Sitzen zu Beschwerden führt

Beginnen wir mit dem Sitzen. In Deutschland sitzen die Menschen durchschnittlich 8,5 Stunden am Tag.[24] Es beginnt morgens mit dem Gang auf die Toilette, anschließend sitzen wir am Frühstückstisch, dann wieder auf dem Weg zur Arbeit, Schule oder Uni im Auto oder Bus, in der Bahn oder auf dem Fahrrad. Anschließend am Arbeits- oder Lernplatz bis zur Mittagspause in der Kantine, Mensa oder im Restaurant. Am Nachmittag wieder bei der Arbeit oder dem Lernen, bei den Hausaufgaben. Irgendwann nach der Heimfahrt im Transportfahrzeug wieder beim Abendessen und anschließend vor dem Fernseher, im Kino oder Theater …

Studien zeigen eine Korrelation zwischen sitzenden Tätigkeiten und Schmerzen am Bewegungsapparat. Weitere Faktoren kommen meist noch hinzu.[25] Wir haben in unserer praktischen Erfahrung mögliche Zusammenhänge zwischen Sitzen und Schmerzen festgestellt: Unsere hüftbeugenden Muskeln und Faszien passen sich an das Sitzen an. Sie sind in dieser Position in ihrem kürzesten Zustand. Je länger wir ihnen das beibringen, desto mehr verfestigt sich dieser Zustand. Das nennt man Training, so ist unser Körper biologisch-genetisch konzipiert.

Die Muskeln und Faszien erfüllen einfach so gut wie möglich das, was wir von ihnen verlangen. Die Muskelfasern stellen ihre Spannung entsprechend auf »kurz« ein und es fällt ihnen zunehmend schwerer »loszulassen«, also länger zu werden. In der Folge verfilzen und verkleben die Faszien, sie werden dadurch immer unflexibler und können immer weniger nachgeben – Verspannungen sind dann vorprogrammiert.

Wenn die hüftbeugenden Muskeln und Faszien immer schlechter nachgeben und länger werden können, müssen sich die hüftstreckenden Muskeln beim Gehen und Laufen mehr anstrengen. Man könnte vereinfacht auch sagen, dass vorn die Aktion stattfindet und als Folge hinten die Reaktion, also das Anspannen der Gesäßmuskeln und des Piriformis, um die zu hohe Zugspannung nach vorn auszugleichen.

Dieser biomechanische Zusammenhang ist unserer Erfahrung nach der Hauptgrund dafür, dass die Strecker hinten am Becken bei den meisten Menschen massiv verspannt sind, oft sogar im »Hartspann«, in Dauerkontraktion.

## WIE ENTSTEHEN GESÄSSSCHMERZEN?

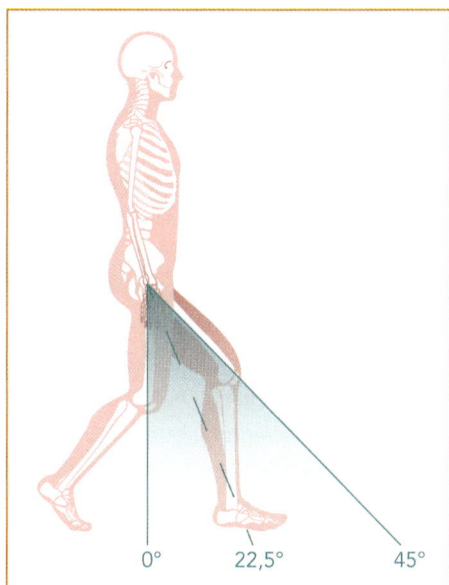

*Beim Gehen trainieren wir einen Verkürzungswinkel von durchschnittlich 22,5 Grad in die Hüftbeuger ein.*

### Wie Gehen und Stehen die Beschwerden verstärken

Kommen wir zum Gehen oder Laufen. Bei dieser – neben dem Sitzen – häufigsten Fortbewegungsart geht das Verkürzungstraining munter weiter. Bei jedem Schritt beugen wir uns um etwa 45 Grad im Hüftgelenk, führen das Bein aber nur in die »neutrale Nullposition« zurück. Würden wir es, wenn der andere Fuß nach vorn geht, ebenfalls bis zu 45 Grad nach hinten in die Überstreckung der Hüfte führen, wäre Gehen und Laufen verkürzungsneutral. Die Realität ist aber, dass nahezu jeder beim Laufen einen durchschnittlichen Verkürzungswinkel von 22,5 Grad in die Hüftbeuger eintrainiert. Dies kommt zu den Verkürzungen durch unser Sitzen, die wir nicht ausgleichen, noch hinzu.

Stehen ist quasi die »neutrale Nullposition« des Laufens. Jetzt können sich die beschriebenen Kräfte unbeeinflusst von Bewegungen entfalten. Die Verkürzungen der Faszien im Beugerbereich führen dazu, dass der Rumpf im Drehpunkt der Hüftgelenke nach vorn gezogen wird. Deswegen müssen die Strecker, also der Piriformis und die anderen Gesäßmuskeln, gegenziehen und ihre Anspannung erhöhen. Der lange Anteil des Hüftbeugers (M. psoas major) zieht vom Oberschenkelknochen über das ISG hinweg bis an die Lendenwirbelsäule und der große Gesäßmuskel (M. gluteus maximus) vom Oberschenkel über das ISG hinweg an das Kreuzbein. Deshalb müssen diese Kräfte nicht nur vom Hüftgelenk, sondern auch vom ISG aufgefangen, also »ausgehalten« werden. Da diese Spannungen aus beschriebenen Gründen unphysiologisch (biologisch unnatürlich) und viel zu hoch sind, wird das ISG zu stark oder auch ungleichmäßig belastet, wenn die Zugspannungen dementsprechend »schief« verlaufen. Die Folge können Blockadegefühle, Arthrose oder »Verkantungen« sein. Dies alles sind oft Folgen (Symptome) der zu hohen Zugspannungen der Muskeln und Faszien.

Auch dadurch können einerseits wieder bestimmte Überlastungsschmerzen in den beteiligten Muskeln entstehen. Andererseits kann es dazu kommen, dass Rezeptoren so große Spannungs- und Druckverhältnisse im Gewebe messen, dass das Gehirn den oben beschriebenen Alarmschmerz auslöst. Und zwar genau so, dass wir eine bestimmte Position oder Bewegung vermeiden, die eine Schädigung verursachen oder – wenn sie schon eingetreten ist – verschlimmern würde.

## HÄUFIGE URSACHEN DER SCHMERZEN

Nach diesen Überlegungen sind wir der Lösung unseres Problems mit dem Ischias, dem ISG oder dem Piriformis – zusammengefasst: der Gesäßschmerzen – in vielen Fällen sehr nahe.

## Die Rolle von Entzündungen bei Ischialgie und Piriformis-Syndrom

Wie wir weiter oben gesehen haben, verläuft der Ischias durch die Piriformislücke. Dies ist ein Engpass, durch den der Nerv hindurchmuss. Aber warum wird ein Engpass plötzlich so eng, dass der Nerv komprimiert wird und es schmerzt, brennt oder kribbelt? Es kann vorkommen, dass entzündliche Vorgänge mit Schwellungen im Muskel oder Gewebe raumgreifend werden, wodurch Druck auf den Nerv entsteht. Deswegen gibt man auch Medikamente gegen die Schmerzen und die »Entzündung«.

Wir empfehlen in der Regel einen anderen Weg. Zunächst müssen wir uns vergegenwärtigen, was eine Entzündung eigentlich ist. Die

### WARUM SCHMERZMITTEL GEFÄHRLICH SEIN KÖNNEN

Wir haben es oben bereits ausführlich erklärt: Schmerzen alarmieren uns, eine bestimmte Position nicht einzunehmen oder eine bestimmte Bewegung zu unterlassen. Schafft es ein Schmerzmittel, diese Schmerzen zu unterdrücken, dann fehlt uns die Warnung und die körperliche Schädigung nimmt wahrscheinlich ihren Lauf. Dabei ist es egal, ob der zusammengequetschte Nerv »schreit«, ob der völlig überlastete Muskel brennt oder ein Alarmschmerz ausgelöst wird.

Sicher würden Sie niemals auf die Idee kommen, die im Auto aufleuchtende Ölkontrolllampe mit dem Hammer zu zerschlagen oder etwas darüberzukleben, damit das rote Warnlämpchen Sie nicht mehr nerven kann. Denn jeder Autobesitzer weiß: Wenn man diesen Alarm, der anzeigt, dass zu wenig Öl im Motor ist, ignoriert oder unterdrückt, kann es bald zum Kolbenfresser kommen und der Motor geht kaputt. Um das zu verhindern, hält man möglichst rasch an einer Tankstelle, um Öl nachzufüllen.

Übertragen auf Ihren Schmerz empfehlen wir Ihnen deshalb nachdrücklich: Setzen Sie an der Ursache an, anstatt dauerhaft die Symptome, das heißt Ihre Schmerzen, mit Medikamenten zu »betäuben«.

# WIE ENTSTEHEN GESÄSSSCHMERZEN?

Medizin weiß: Eine Entzündung ist eine Reaktion des Körpers, um seine Integrität aufrechtzuerhalten oder wiederherzustellen. Das heißt, eine Entzündung dient der Reparatur. Dieser Reparaturvorgang ist mit einer Anschwellung des umgebenden Gewebes verbunden, da der Körper Flüssigkeit und Nährstoffe benötigt, um die Reparatur schnell und gut durchführen zu können. Nun stellt sich die Frage, was der Körper reparieren möchte und warum etwas »kaputt« ist. Denn dafür muss es ja einen Grund geben.

Wir sehen diesen Grund häufig darin, dass, wie eben beschrieben, die Anspannungen der Gesäßmuskulatur zu hoch sind. Der Stoffwechsel wird aufgrund einer Fehlbelastung abgeschnürt, es kommt zu einer Minderdurchblutung und es beginnen entzündliche Vorgänge im Muskel, in diesem Fall im Piriformis, aber auch in den anderen Gesäßmuskeln, sodass die Verhärtung der Muskeln weiter zunimmt.

Sie müssen sich vorstellen, dass in diesen immer fester gespannten Geweben zunehmend Engpässe bei der Nährstoffversorgung und der Entsorgung von Stoffwechselabfällen entstehen. Zum einen werden die beteiligten Gesäßmuskeln immer mehr überfordert. Zum anderen wird auch der Stoffwechsel im Ischias selbst zunehmend eingeschränkt. Überall häufen sich deshalb die Abfallprodukte, das Gewebe schwillt immer mehr an, der Druck auf den Nerv steigt. Irgendwann reagieren dann die überforderten Muskeln – der Pirifor-

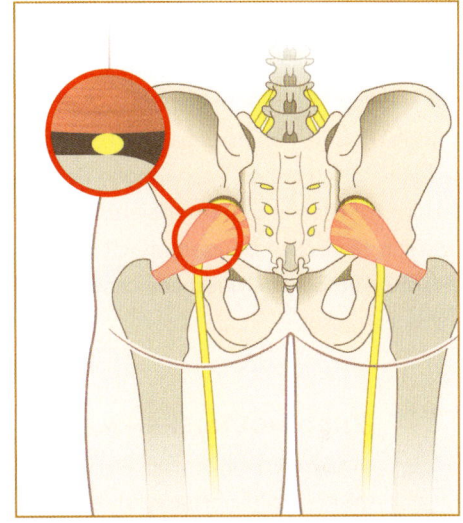

*Der Ischias muss, von der Wirbelsäule kommend, durch den Engpass zwischen Beckenknochen und Piriformis.*

mis oder auch andere Faserbündel der Gesäßmuskeln – vor Überanstrengung mit einem brennenden Gefühl. Weil der Ischiasnerv überbelastet und unterversorgt ist, kann er seiner Funktion als Informationsträger schlechter nachkommen. Das äußert sich auch in einem Kribbeln und darin, dass die Muskeln nicht mehr gut angesteuert werden können. Das Resultat: Der Fuß verliert an Kraft. Grund für all das ist aber meist nicht die Entzündung selbst, sondern es sind die zu hohen Spannungen.

Diese Entwicklung ist durch Medikamente nicht aufzuhalten, denn die beseitigen nicht die muskulär-faszialen Ursachen. Natürlich können Sie sich damit vorübergehend helfen, bis die Übungen Wirkung zeigen. Zur dauerhaften Einnahme sind Schmerzmittel aber nicht geeignet, da sie zum Teil ernste Nebenwirkungen haben. Eine nachhaltige Lösung läge darin, die zu hohen Spannungen der Muskeln und Faszien zu normalisieren – vorn im meist ursächlichen Beugerbereich wie auch hinten im Bereich der reaktiv angespannten Strecker.

### ENTZÜNDUNGSHEMMER

Bei »Nervenentzündungen« werden häufig Medikamente verabreicht, die Schmerzen lindern und Entzündungen reduzieren oder stoppen sollen:

- **NSAIDs:** Nichtsteroidale entzündungshemmende Medikamente wie Aspirin, Ibuprofen, Naproxen.
- **Kortikosteroide:** Oral oder per Spritze verabreichte Entzündungshemmer wie Kortison.
- **Steroide:** Gehören zur gleichen Stoffgruppe, werden oral oder per Injektion verabreicht und wirken als starke Entzündungshemmer.
- **Betäubungsmittel:** Sie werden für kurze Zeiträume eingesetzt, um starke Schmerzen zu reduzieren.

Auch hier gilt: Versuchen Sie es unbedingt mit unseren Übungen, bevor Sie dauerhaft auf diese Mittel zurückgreifen.

## Bandscheibenschäden als Schmerzursache?

Bei Gesäßschmerzen, die sich hartnäckig halten, werden viele Patienten irgendwann in bildgebende Verfahren geschickt, um den Zustand der Wirbelsäule, vor allem der Bandscheiben, zu kontrollieren. Wenn keine Anzeichen für eine Verengung im Bereich der Nervenwurzeln gefunden werden, kommt man nicht weiter. Wenn sich aber Bandscheibenschäden zeigen, Symptome sich diesen Schäden klar zuordnen lassen und auch die Schmerzen nicht anders in den Griff zu bekommen sind, wird oft über eine Operation nachgedacht.

Sicherlich gibt es Fälle, in denen der Druck auf die Nervenwurzel zu den Schmerzen im Gesäß und den möglichen Ausstrahlungen in die Beine hinunter führt. Gerade wenn Alarmzeichen für eine ernste Schädigung bestehen, sogenannte Red-Flag-Symptome wie Gangstörungen, fortschreitende Lähmungen oder Blasen- und Mastdarmstörungen, ist eine frühe OP angeraten.[26] Hier gilt es vor allem, bleibende Schäden zu verhindern. Gleichwohl erleben wir seit über 35 Jahren immer wieder, dass Schmerzen, die nach herkömmlicher Einschätzung von Schädigungen im Bereich der Wirbelsäule und der Bandscheiben verursacht sein sollen, sich dadurch beseitigen lassen, dass die meist viel zu hohe Spannung der Muskeln und Faszien durch die Übungen normalisiert wird. Das gilt für Rücken- und Gesäßschmerzen gleichermaßen.

## Arthrose im ISG als Ursache Ihrer Gesäßschmerzen?

Bei der Diagnose von Arthrose im Iliosakralgelenk kann sich das Gleiche abspielen wie bei den Bandscheiben.

Die Medizin sucht bei hartnäckigen Schmerzen vorrangig nach strukturellen Schädigungen, die dafür verantwortlich sein könnten. Da das Iliosakralgelenk im Bereich der Gesäßschmerzen liegt, liegt die Vermutung nahe, dass die Schmerzen etwas mit dem Zustand dieses Gelenks zu tun haben könnten. Findet man im Bereich des ISG Verschleiß, knöcherne Auswucherungen (Osteophyten) oder ähnliche Veränderungen, wird je nach der Intensität der Schädigungen als letzte Wahl eine Operation vorgeschlagen. Bei dieser OP wird eine Versteifung durchgeführt, bei der Kreuzbein und Darmbein miteinander verschraubt werden (Arthrodese).

Sie können bestimmt nachvollziehen, dass wir dringend raten, eine solche Operation nur dann in Erwägung zu ziehen, wenn alle anderen Möglichkeiten ausgeschöpft sind und der Leidensdruck zu groß wird. Kann eine OP noch warten und spricht aus ärztlicher Sicht nichts dagegen, sollten Sie sich vorher in jedem Fall mit unserer Therapie behandeln lassen und die Übungen ausprobieren. Ihre Chance ist groß, eine Operation vermeiden zu können.

Bitte bedenken Sie auch, dass sich durch solch eine Operation oftmals an der Ursache der Schmerzen, also an den zu hohen Spannungen der Muskeln und Faszien, wenn überhaupt, nur vorübergehend etwas ändert. Die Narkose und die Operation selbst können dazu führen, dass die Spannungen für eine gewisse Zeit verändert sind und die Schmerzen nachlassen oder sogar ganz verschwinden. In vielen Fällen ist dies aber leider nicht von Dauer, da der Bewegungsalltag nach unserem Modell erneut zum Aufbau der zu hohen Spannungen – und damit auch der Schmerzen – führt.

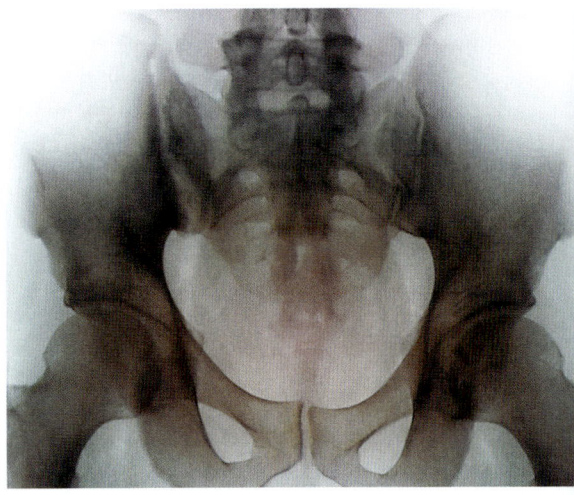

*Auch wenn die Röntgenaufnahme Arthrose im ISG zeigt, ist das meist nicht die Schmerzursache.*

### DER »SCHNELLTEST«: OSTEOPRESSUR

Gute Hinweise darauf, ob Ihre Gesäßschmerzen vor allem von den zu hohen Spannungen der Muskeln und Faszien kommen, liefert die Osteopressur: Lassen Sie sich mit unserer

Manualtherapie behandeln und fühlen Sie einfach, was passiert. Dabei ist es für uns nebensächlich, ob der Schmerz Sie nur im Gesäß quält, ob er auch in den Rücken ausstrahlt oder in die Beine hinunter bis zu den Füßen.

## Simultan heißt nicht kausal: Arthrose tut oft nicht weh

Auch wenn in bildgebenden Verfahren der Verschleiß im Kreuzbein-Darmbein-Gelenk zu erkennen ist oder schon knöcherne Veränderungen stattgefunden haben, sollten Sie keine voreilige Operation riskieren. Nutzen Sie in jedem Fall das Recht auf eine ärztliche Zweitmeinung. Der Zusammenhang zwischen Arthrose einerseits und den Schmerzen andererseits ist längst nicht so klar, wie lange angenommen wurde.

Heute weiß man: Degenerative Veränderungen an Gelenken können *gleichzeitig (simultan)* mit Schmerzen auftreten, hängen jedoch oft nicht *ursächlich (kausal)* damit zusammen. Das bedeutet, dass es zu Schmerzen im Bereich des ISG kommen kann, ohne dass eine Arthrose vorliegt. Umgekehrt können solche Schädigungen vorhanden sein, ohne dass Schmerzen spürbar sind. Das ist zum Beispiel für die Hüftarthrose gut erforscht.[27]

---

### TESTS, DIE HELFEN, DER SCHMERZURSACHE AUF DIE SPUR ZU KOMMEN

Beobachten Sie, ob der eine oder andere der im Folgenden beschriebenen Tests dazu führt, dass Sie danach weniger Schmerzen haben. Sollte dies der Fall sein, dann können Sie mit hoher Wahrscheinlichkeit davon ausgehen, dass die zu hohe Spannung der Muskeln und Faszien zu einem Großteil für Ihre Schmerzen verantwortlich ist.

**Badewannentest:** Legen Sie sich 20 bis 30 Minuten in eine angenehm heiße Badewanne und achten Sie darauf, wie Sie sich danach fühlen.

**Rollmassage-Test:** Rollen Sie mit der Medi-Kugel (siehe Seite 107) oder einem Tennisball Ihr Gesäß für 5 bis 10 Minuten genau da, wo der Schmerz sitzt.

**Gesäßübung:** Setzen Sie sich auf einen Stuhl und legen Sie den Unterschenkel der schmerzenden Seite auf den anderen Oberschenkel. Beugen Sie sich mit Hohlkreuz zunehmend für 2 Minuten nach vorn.

**Osteopressur:** Stellen Sie den Kegel mit Flachspitze (Seite 108) oder einen kleinen Salzstreuer auf den Boden. Setzen oder legen Sie sich für 2 Minuten dosiert so darauf, dass Sie genau den Punkt am Gesäß drücken, an dem Sie Ihre Schmerzen haben.

**Professionelle Osteopressur:** Lassen Sie sich bei einem zertifizierten Liebscher & Bracht-Therapeuten behandeln. Eine Liste mit Therapeut*innen finden Sie auf folgender Website: www.liebscher-bracht.com/schmerztherapeuten-finden.

## WIE ENTSTEHEN GESÄSSSCHMERZEN?

Oft allerdings liegen Schmerzen und Schädigungen gleichzeitig vor, wodurch es zu der Annahme kam, dass beides immer voneinander abhängig sei. Viel wahrscheinlicher ist für uns, dass die Schmerzen und die Schädigungen meist eine gemeinsame Ursache haben: die zu hohen Spannungen der Muskeln und Faszien.

### Schmerzen weit weg von der Schmerzursache?

Für Schmerzen im Gesäß, am Oberschenkel und an der Wade hinunter bis zu den Füßen macht die Medizin also weitgehend Bandscheibenvorfälle und -vorwölbungen oder andere Schädigungen an der Wirbelsäule verantwortlich, durch die der Ischiasnerv gereizt wird.

Löst die Kompression einer Nervenwurzel an der Wirbelsäule tatsächlich die typischen Symptome einer Ischialgie aus, macht es Sinn, mit der Therapie genau dort anzusetzen. Wie wir bereits erklärt haben, liegt die Ursache unserer Erfahrung nach aber viel häufiger in muskulär-faszialen Spannungen, die zu lokalen Engpässen führen. An diesen Stellen kann dann auch der Ischias gereizt werden. Ist dies der Fall, sollten Ischiasschmerzen und Begleitsymptome natürlich dort behandelt werden, wo sie auftreten – und zwar durch eine intensive Entspannung der Muskeln und Faszien in den jeweiligen Bereichen. Was in diesen Bereichen genau passiert, können wir bisher nur vermuten. Der typisch brennende Schmerz könnte durch überforderte – daher brennende – Muskeln

*Wenn der Schmerz kommt, sollten Sie ihn als Hinweis verstehen, dass alltägliches Sitzen einen Ausgleich braucht.*

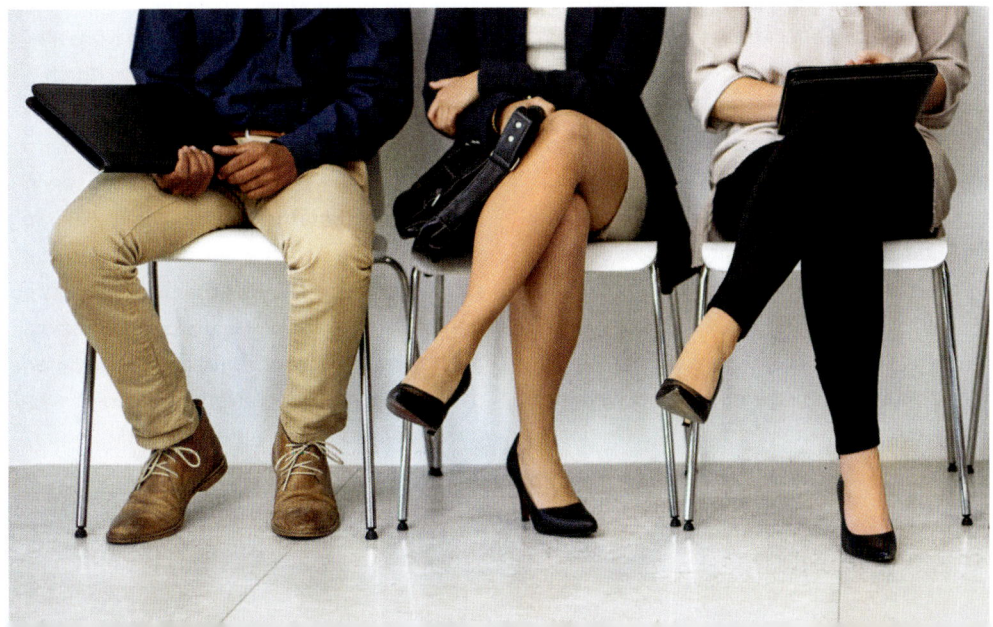

zustande kommen, wie wir es bei bestimmten Rückenschmerzen kennen. Oder dadurch, dass der Nerv partiell derart komprimiert wird, dass seine innen liegenden Gefäße abgedrückt werden, wodurch der Stoffwechsel in diesen Bereichen heruntergefährt und das Brennen ausgelöst wird. Dafür spricht, dass der Schmerz meist durch Sitzen, also zusätzlichen Druck, ausgelöst und verstärkt wird. Prinzipiell gehen wir also davon aus, dass es sich oft um lokale Probleme handelt, und behandeln mit großem Erfolg lokal das Gesäß, den Oberschenkel, den Unterschenkel oder den Fuß. Genau das lernen Sie auch im Praxisteil für die Selbsthilfe.

## WAS BEDEUTET SCHMERZ NACH LIEBSCHER & BRACHT?

Schmerzen im Gesäßbereich sowie die meisten anderen Schmerzen im Körper sind eigentlich etwas Gutes, etwas Hilfreiches. Natürlich ist es für Sie als Betroffene erst einmal schwierig, diese quälenden Schmerzen als etwas Positives wahrzunehmen. Wie soll so etwas Schlimmes gut sein? Der Schmerz raubt Ihnen Energie, mindert die Lebensqualität und schränkt Sie eventuell stark ein.

### Schmerz als Warnsignal

Unser Schmerzmodell beruht auf der Annahme, dass Schmerz eigentlich nichts Schlimmes ist, sondern ein wichtiges Alarmsignal des Körpers, das wir beachten sollten, um dann so zu handeln, wie wir im Praxisteil aufzeigen werden. Unser Körper möchte uns durch die meisten Schmerzen mitteilen, dass etwas nicht in Ordnung ist, dass wir etwas im Umgang mit unserem Körper ändern und uns mit dem Problem befassen sollten, damit es nicht zu Schädigungen kommt – oder wenn Schädigungsprozesse schon begonnen haben, dass sie gestoppt werden. Je drängender unsere Schmerzrezeptoren das wahrnehmen, desto größer und peinigender ist der Alarmschmerz, der geschaltet wird, oder auch der Überlastungsschmerz, der anzeigt, dass Muskeln absolut überfordert sind. Natürlich sind Gesäßschmerzen und ihre »Ausstrahlungen« sehr unangenehm und schränken uns im Alltag und besonders beim Sport stark ein. Doch viel problematischer wäre es, wenn der Verschleiß des ISG oder die Kompression des Ischias schmerzfrei auftreten würden und wir nichts davon mitbekämen. Wir sollten diesen Alarm des Körpers nicht ignorieren oder versuchen, ihn durch Schmerzmittel und andere Maßnahmen dauerhaft zu verschleiern und unfühlbar zu machen. Denn er weist uns darauf hin, dass wir nicht so weitermachen sollten wie bisher. Gesäßschmerzen und ihre »Ausstrahlungen« sind für uns eine Handlungsanweisung, die zu hohe Spannung der Muskulatur und Faszien abzubauen und ihren Tonus zu normalisieren, damit weder ISG noch Nerv geschädigt werden und schon eingetretene Schädigungen nicht noch größer werden.

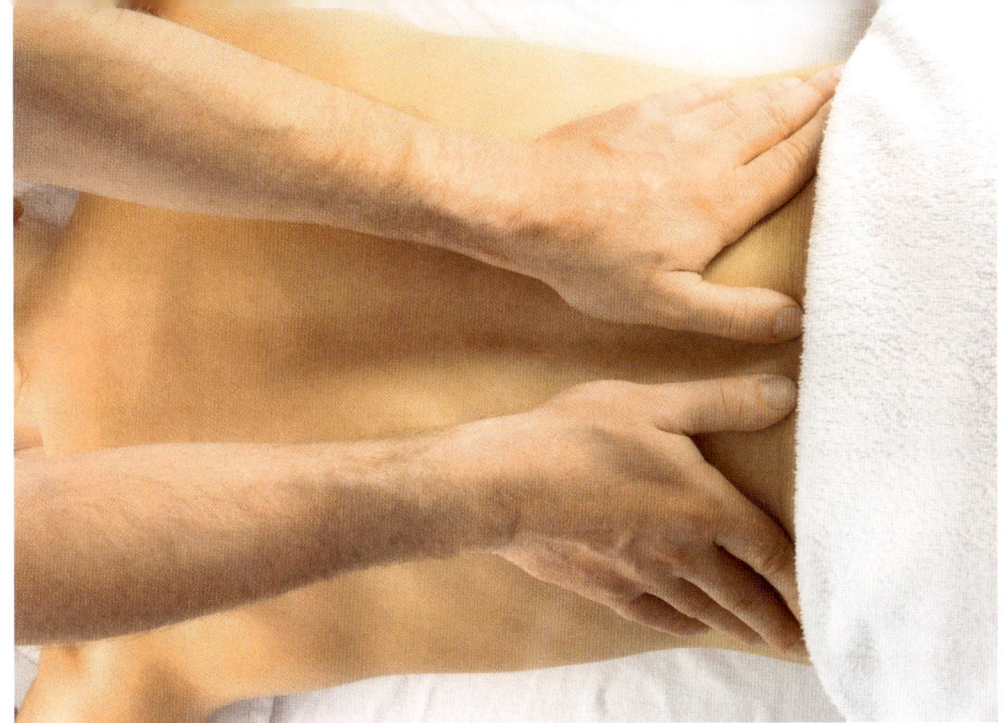

# WAS HILFT IHREM GESÄSS UND WAS NICHT?

Viele Schmerzpatienten bekommen von ihren Ärzten nach der Untersuchung im ersten Schritt Schmerzmittel verschrieben und unterschiedliche Tipps zur Lebensführung. Die einen Ärzte empfehlen, Laufen und Sport vorübergehend zu reduzieren, die anderen das Gegenteil oder Krafttraining für die hüftumgebende Muskulatur (siehe Kasten auf Seite 32). Hilft das nicht, werden im zweiten Schritt – neben konservativen Therapiemaßnahmen wie Physiotherapie – entzündungshemmende Medikamente und weitere Schmerzmittel, Kortison, Botox oder Hyaluronsäure verschrieben oder gespritzt. Wurde bei chronischen Gesäßschmerzen als letztes Mittel das ISG versteift, doch die Schmerzen bleiben bestehen, klassifiziert man sie meist als »nicht therapierbar«.

Einige betroffene Patienten bekommen dauerhaft starke Schmerzmittel und werden psychologisch betreut. Das kann natürlich im individuellen Fall sinnvoll sein, ließe sich aber nach unserer Erfahrung an entscheidender Stelle ergänzen. Wir sind davon überzeugt: Mit den richtigen Übungen hat so gut wie jeder Mensch die Chance auf ein völlig schmerzfreies Leben!

## VIELE BEHANDLUNGEN HELFEN NICHT DAUERHAFT

### Schmerzmittel bei Ischialgie

Die medikamentöse Behandlung von Ischiasschmerzen orientiert sich an dem Schmerztherapie-Stufenschema der Weltgesundheitsorganisation (WHO). Dabei steigert sich der Anteil an Opioiden mit jeder Stufe, sofern die Ischiasschmerzen nach der Medikamentengabe weiterhin bestehen:
1. Nicht-Opioid-Schmerzmittel wie Paracetamol, Ibuprofen oder Diclofenac;
2. schwache Opioid-Schmerzmittel (wie Tramadol) in Kombination mit Nicht-Opioiden;
3. starke Opioid-Schmerzmittel (zum Beispiel Morphin, Buprenorphin oder Fentanyl) in Kombination mit Nicht-Opioiden.

Auch wenn die Ischiasschmerzen durch Schmerzmittel kurzfristig betäubt werden können, beheben diese zum einen nicht die häufige Ursache der Schmerzen und können

### WAS IST EINE »RICHTIGE« ÜBUNG?

Wie bei Rückenschmerzen werden auch bei Gesäßbeschwerden oft Muskelkräftigungsübungen an Geräten empfohlen. Paradoxerweise sind das meist Übungen, die eine spannungserhöhende, verkürzende Wirkung auf die Muskeln und Faszien haben. Die Schmerzen nehmen dann eher noch zu, die ohnehin zu große Druckbelastung des Iliosakralgelenks und Ischiasnervs wird schlimmer. Muskuläre Kraft ist gut und wichtig. Diese muss aber so aufgebaut werden, dass die Muskeln und Faszien gleichzeitig flexibler werden. Speziell dafür haben wir unsere Übungen entwickelt.

zum anderen mit starken Nebenwirkungen einhergehen. Das können zum Beispiel Blutdruckabfall, Herzrhythmusveränderungen oder Depressionen sein. Andere Mittel wie Piroxicam wirken bei ISG-Schmerzen nicht besser als Placebos.[28]
Zudem ergab eine systematische Auswertung von 17 randomisierten kontrollierten Studien, dass die Wirkung von Schmerzmitteln bei Beschwerden im unteren Rücken nur für kurze Zeiträume von unter drei Monaten untersucht wurde. Die wissenschaftliche Beweiskraft der Studien war dabei ohnehin sehr gering, wie

die Autoren der Auswertung schlussfolgerten.[29] Hinzu kommt: Die meisten Untersuchungen zur Wirkung nichtsteroidaler Antirheumatika (NSAIDs) unterscheiden nicht zwischen Rückenschmerzen mit und ohne Ausstrahlung. Daher kann die Wirkung dieser Mittel für die typischen Symptome einer Ischialgie häufig nicht eindeutig bewertet werden.[30] Zusammenfassend ist damit noch unklar, welche der häufig bei Ischiasschmerzen verschriebenen Medikamente tatsächlich wirksam sind.[31]

## Injektionen und Operation beim Piriformis-Syndrom

In der medizinischen Fachliteratur wird ein dreistufiges Therapieschema des Piriformis-Syndroms vorgeschlagen: von konservativ zu invasiv.[32]

**1. Stufe:** Blick auf die Lebensweise des Patienten (welchem Beruf geht er nach, wie sehen seine täglichen Bewegungsmuster aus, wo liegen eventuelle Stressfaktoren, wie steht es um die Ernährung?) und entsprechende Empfehlungen für Verhaltensänderungen im Alltag.

**2. Stufe:** Physiotherapeutisches »Zuhause«-Programm mit Dehnungsübungen und Kälteanwendung.

**3. Stufe:** Verabreichung von NSAIDs wie Ibuprofen und bei anhaltenden Beschwerden auch Steroidinjektionen[33], zum Beispiel CT-gestützte Botoxspritze in den betroffenen Piriformismuskel.

**Injektionsbehandlung mit Botox:** Während die kurzfristigen Resultate von Steroidinjektionen meist gut ausfallen,[34] werden die Ergebnisse der CT-gestützten Injektionen in der Fachliteratur recht unterschiedlich bewertet. Bei einer Behandlung mit Botulinumtoxin A zeigte eine Studie bei 26 von 31 Patienten eine Symptombesserung innerhalb von fünf bis sieben Tagen, die allerdings nicht lange anhielt.[35] Auch eine Schmerzlinderung bis zu zwölf Wochen nach der Behandlung wurde beschrieben.[36]

**Chirurgische Maßnahmen:** Als operativer Eingriff beim Piriformis-Syndrom wird in der Regel der Ischiasnerv entlastet (Neurolyse), indem das einengende Gewebe abgetragen, oft auch der Piriformismuskel oder seine Sehne durchtrennt wird.[37] Dieser Eingriff, insbesondere die offene Operation, ist mit hohem Aufwand und den üblichen Operations- und Narkoserisiken verbunden.[38] Auch wenn die Erfolgsquote relativ hoch zu sein scheint,[39] versagt das operative Vorgehen bei einzelnen Patienten gänzlich oder es kommt zu Rückfällen.[40]

Der operative Aufwand beim Piriformis-Syndrom scheint daher in keinem Verhältnis zum Ergebnis zu stehen.[41]

## Injektionen und Operation beim ISG-Syndrom

**Injektionen:** Es gibt keine aussagekräftigen Studien zur therapeutischen Wirksamkeit von ISG-Injektionen.[42] Einige Studien zeigen allenfalls eine begrenzte therapeutische Wirkung und eine häufig auftretende Kurzzeitwirkung von weniger als sechs Wochen.[43]

**Chirurgische Maßnahmen:** Beim ISG-Syndrom war es lange üblich, eine sogenannte Stabilisation beziehungsweise Versteifung (Arthrodese) des Iliosakralgelenks vorzunehmen – heute wird dies aber kaum noch gemacht. Das liegt hauptsächlich daran, dass chirurgische Eingriffe zu eher ungünstigen Ergebnissen geführt haben und es kaum wissenschaftlich haltbare Untersuchungen zur Effektivität von Versteifungen des iliosakralen Gelenks (ISG-Arthrodesen) gibt.[44] Außerdem gibt es mit den angewandten konservativen Therapiemaßnahmen gute Alternativen. Daher lautet die Empfehlung, operative Eingriffe nicht oder, wenn überhaupt, als letzte therapeutische Möglichkeit in Betracht zu ziehen, wenn sich die Schmerzen als absolut resistent gegenüber allen anderen Therapiemaßnahmen erweisen.

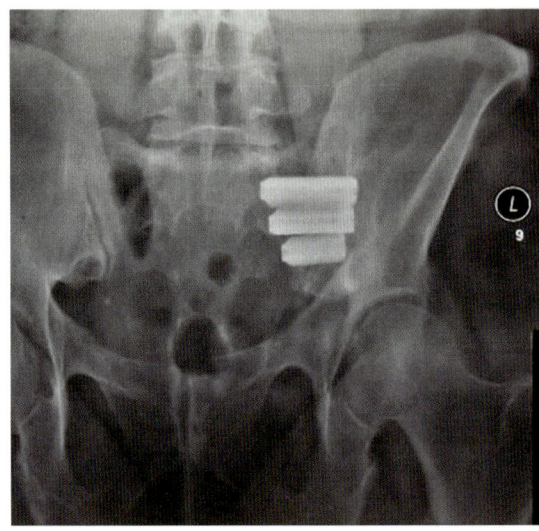

*Bei einer Versteifung (Arthrodese) des ISG werden Darm- und Kreuzbein miteinander verschraubt.*

## WARUM DER SCHMERZ NACH DER OP GEHT, BLEIBT ODER WIEDERKOMMT

Die Ergebnisse nach dem Versteifen des Iliosakralgelenks können sehr unterschiedlich sein: Patienten sind schmerzfrei und bleiben das auch, sie bekommen die Schmerzen nach einigen Monaten wieder oder sie haben gleich nach der OP die gleichen Schmerzen wie vorher. Was passiert da? Wir von Liebscher & Bracht können mit unserem Schmerzerklärungsmodell eine nachvollziehbare Erklärung bieten, wie diese Ergebnisse zustande kommen.

Sind die Schmerzen weg, dann in vielen Fällen trotz der Operation und nicht wegen ihr. Da die meisten Narkosemittel stark entspannend wirken, werden natürlich auch die schmerzverursachenden Spannungen gemindert. Und das reicht oft schon aus, um den Schmerz abzustellen. Auch der Eingriff selbst kann die Spannungen der Muskeln und Faszien verringern, da ja – egal, wie minimalinvasiv die Operation ist – Gewebe durchtrennt wird. Beides kann zur Folge haben, dass die Schmerzen scheinbar aufgrund der Operation verschwinden. Reichen diese entspannenden Einflüsse nicht aus, sind die Schmerzen hinterher unverändert, teilweise sogar stärker als vorher, denn die Verletzungsschmerzen kommen ja hinzu.

Anschließend kommt die Reha. Haben die Patienten die Möglichkeit, dort passende Maßnahmen und Übungen durchzuführen, dann kann es dadurch gelingen, schmerzfrei zu bleiben oder zu werden. Sind die Übungen nicht wirksam, dann reicht das »verordnete« Maß an Bewegung jedoch oft dafür aus, dass die Patienten zumindest während der Rehazeit schmerzfrei sind. Machen sie zu Hause solche relativ unwirksamen Übungen weiter, baut sich aber im Laufe von Wochen oder Monaten der ursprüngliche Schmerz meist wieder auf, da die Patienten sich im Alltag die Spannungen wie zuvor wieder antrainieren und der entspannende Effekt der Operation mit der Zeit immer mehr abnimmt. Erfüllen die in der Reha gezeigten Übungen ihren Zweck und üben die Patienten fleißig langfristig zu Hause weiter, dann können sie ihre Schmerzfreiheit dauerhaft aufrechterhalten. Aber mutmaßlich nicht, wie sie wahrscheinlich vermuten, durch die Versteifung des Iliosakralgelenks, sondern wegen der Übungen.

Sind die Schmerzen dann wieder da, wird es schwierig. Häufig empfiehlt der Arzt den Patienten – während er ihnen zur Überbrückung weiterhin Schmerzmittel verschreibt – zu warten, bis der schmerzmindernde Operationseffekt irgendwann endlich eintritt. Leider bleibt dieser aber in vielen Fällen aus.

## GESUNDHEITLICHE RISIKEN VON ISG-VERSTEIFUNGEN

Wir empfehlen Ihnen noch mal dringend, alle anderen Möglichkeiten auszuprobieren, bevor Sie sich operieren und Ihr ISG dabei versteifen lassen.

Zunächst einmal sollten Sie realisieren, dass das Iliosakralgelenk zwar ein Gelenk mit nur sehr wenig Bewegungsspielraum ist, dass diese Beweglichkeit aber eine wichtige Funktion hat.

Natürlich kann man jetzt argumentieren: Wenn die Beweglichkeit sowieso so minimal ist, dann ist es doch besser, das Gelenk zu versteifen, damit man endlich schmerzfrei ist! Ja, das stimmt – aber nur, sofern die Arthrose, Verkantung oder sonstige Fehlfunktion des Gelenkes wirklich die Ursache der Schmerzen ist. Da wir aber aus Erfahrung wissen, dass solche strukturellen Veränderungen nur selten die Ursache der Schmerzen sind, empfehlen wir Ihnen dringend, zunächst die in diesem Buch vorgestellte Selbstbehandlung durchzuführen und zu sehen, wie Ihr Körper reagiert. Wenn Sie dann – nachdem Sie alle Übungen, die Faszien-Rollmassage und die Osteopressur eine Zeit lang getestet haben – keine Linderung verspüren, sollten Sie ärztlichen Rat einholen, bestenfalls von einem nach Liebscher & Bracht ausgebildeten. Über die Möglichkeit einer Versteifung sollten Sie – wenn überhaupt – erst nachzudenken beginnen, wenn all diese Möglichkeiten wirklich ausgeschöpft sind.

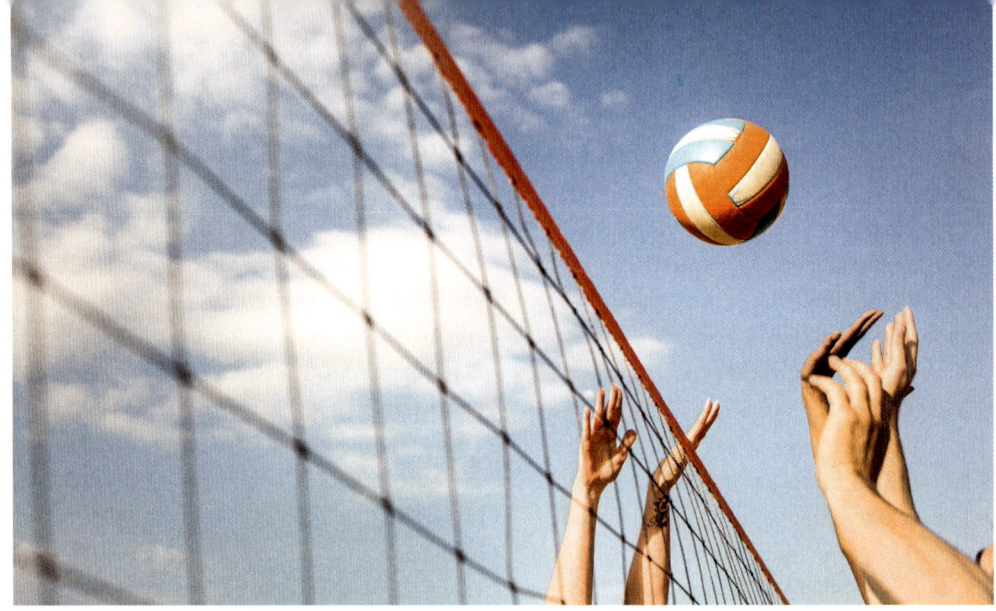

*Unser Ziel ist, dass Sie frei von Schmerzen sind, wieder Spaß an der Bewegung haben und neue Lebensfreude gewinnen.*

Jeder invasive Eingriff (OP, Spritze) birgt Risiken, die Sie möglichst vermeiden sollten. Auch gibt es in Deutschland das Recht, sich vor einem Eingriff eine zweite Meinung einzuholen. Diese Möglichkeit sollten Sie nicht ungenutzt lassen, wenn eine Operation im Raum steht. Das ist zumindest unsere Empfehlung für Sie.

## Fazit: Viele Therapien sind auf Dauer nicht wirksam

Zusammengefasst lässt sich sagen, dass viele Therapiemethoden, die häufig eingesetzt werden, begrenzten Nutzen und stattdessen teilweise Risiken für den Patienten haben. Spritzen aller Art und Operationen am ISG können zu Entzündungen führen, welche die Schmerzen verschlimmern, statt sie zu lindern. Nur in wirklich schwerwiegenden Fällen ist eine Operation nötig: Wenn das Gelenk beispielsweise durch einen Unfall derart zerstört ist, dass es stabilisiert werden muss, oder wenn alle anderen Maßnahmen keine Besserung bringen.

Auch bei Gelenkblockaden muss genau unterschieden werden: Wenn es sich um eine echte knöcherne Blockade handelt, die auf ein zerstörtes oder knöchern verändertes Gelenk zurückgeht, kann eine Operation sinnvoll sein. Bei Blockaden, die durch unnachgiebige Muskeln und Faszien bedingt sind, ist jedoch eine muskulär-fasziale Umgestaltung sinnvoller.

Der Weg, der zu einer guten Entscheidung führt, ist klar: Bevor Sie sich zu einer Operation entschließen, sollten Sie unbedingt unsere Therapie ausprobieren und/oder die in diesem Buch beschriebenen Selbsthilfemaßnahmen anwenden. Denn während eine Operation nicht mehr rückgängig zu machen ist, haben unsere Übungen dauerhaft keine unerwünschten Nebenwirkungen für Sie, falls Ihre Ischialgie oder Ihr Piriformis-Syndrom – wie so häufig – eine muskulär-fasziale Ursache hat. Wenn Sie nach unserer Therapie oder nach den Übungen feststellen, dass der Schmerz stark zurückgegangen oder sogar verschwunden ist, dann fällt oft der Hauptgrund für eine Operation weg.

> **EFFEKTIVE HILFE: DIE LIEBSCHER & BRACHT-THERAPIE**
>
> Unsere Erfahrung zeigt: Ihren Schmerzen bei der Ischialgie, dem ISG- oder Piriformis-Syndrom liegen in der Regel andere Ursachen zugrunde, als häufig vermutet wird. Somit ist es nicht verwunderlich, dass viele gängige Therapiemethoden kaum langfristig positive Wirkung zeigen. Meist gibt es jedoch eine effektive Möglichkeit, die Negativspirale aus immer mehr Schmerzen, Verschleiß und Bewegungseinschränkungen zu beenden und Schmerzfreiheit einzuleiten: Die überhöhten Spannungen müssen normalisiert werden.

## SO FUNKTIONIERT UNSERE THERAPIE

Die Schmerztherapie nach Liebscher & Bracht ruht auf zwei bewährten Säulen: auf der Behandlung durch zertifizierte Therapeuten und auf der konsequenten Selbsthilfe, deren Herzstück die Liebscher & Bracht Übungen® sind.

### Osteopressur: Gezielter »Reset« von Spannungsprogrammen

Weil es so entscheidend ist, die Überspannung der Muskeln und Faszien abzubauen, haben wir die Osteopressur entwickelt. Sie nutzt im Körper fest installierte Schaltstellen, sogenannte interstitielle Rezeptoren. Diese Rezeptoren befinden sich in der Knochenhaut und registrieren die zu hohen Spannungen rund um Ihre Iliosakralgelenke, die von den Muskeln und Faszien ausgehen. Sie leiten diese Information an das Gehirn weiter, das dann gemäß unserem Modell die Alarmschmerzen genau bei der Körperhaltung oder -bewegung auslöst, die zur Schädigung des ISG führen würde (siehe Seite 30).

Bei der Osteopressur nutzen Liebscher & Bracht-Therapeuten diese Rezeptoren in der Knochenhaut und ihre direkte Verbindung zum Gehirn. Die Ansteuerungsprogramme im Gehirn, die für die übermäßige Spannung der Muskeln sorgen, werden durch gezieltes Drücken der Rezeptorstellen »zurückgesetzt«. Man kann vereinfacht von einem »Reset« sprechen.

> Uns geht es darum, Ihnen Hilfe zur Selbsthilfe anzubieten, weil letztlich nur Sie selbst Ihre Gesäßschmerzen nachhaltig beseitigen können. Wir können Ihnen Tipps geben, aber Ihr Körper strukturiert sich nur dauerhaft um, wenn Sie unsere Übungen und andere Selbsthilfemaßnahmen auch dauerhaft absolvieren.

Der Körper reagiert sofort: Die zu hohen Spannungen – und damit Ihre Gesäßschmerzen – lassen deutlich nach, bis sie das vom Körper empfundene Normalniveau erreicht haben.

## Die Übungen: Langfristige Selbsthilfe

Durch unsere speziell entwickelten Faszien-Rollmassagen, die Osteopressur und vor allem die Dehn-Kräftigungs-Übungen können Sie die muskulär-fasziale Spannung selbst senken und langfristig auf einem normalen Niveau halten. Es ist jedoch absolut notwendig, dass Sie diese Übungen regelmäßig und konsequent durchführen. Denn nur so bleiben Ihre Muskeln und Faszien permanent nachgiebig und die Spannungen im Normalbereich. Das ist meist ein sehr effektiver Weg, um sich dauerhaft auf natürliche Weise von Gesäßschmerzen befreien zu können. Kein Therapeut dieser Welt kann Ihnen diese Arbeit abnehmen!

Sie müssen konsequent die Bewegungswinkel, die im Alltag nicht vorkommen, durch unsere Übungen ausgleichen. Und das dauerhaft! In dem Moment, in dem Sie die Übungen nicht mehr machen, können die Spannungen aufgrund der Alltagseinflüsse wieder zunehmen und sich die Gesäßschmerzen langsam wieder aufbauen.

Wenn das für Sie jetzt nach viel Arbeit klingt: Das ist es gar nicht. Tatsächlich haben wir die Übungen so entwickelt, dass sie in kurzer Zeit die größtmögliche Wirkung entfalten. Wir sind davon überzeugt, dass nur wenige Minuten tägliches Üben ausreichen, damit Sie Ihre Schmerzen effektiv in den Griff bekommen. Wichtig ist die Routine, und die zu entwickeln ist gar nicht so schwer. Integrieren Sie die Übungen einfach in andere Routinen Ihres Alltags: Üben Sie zum Beispiel morgens vor oder nach dem Zähneputzen oder abends, bevor Sie ins Bett gehen. Wichtig ist, dass Sie es regelmäßig tun.

Einen genauen Trainingsplan mit Vorschlägen, wie Sie die Übungen am besten über den Tag verteilen können, stellen wir Ihnen ab Seite 44 vor.

Wenn Sie mal zu müde oder schlicht zu beschäftigt sind, führen Sie sich vor Augen, was Sie durch die Übungen erreichen können. Und unsere Erfahrung zeigt, dass die meisten Menschen die täglichen Übungen gar nicht mehr missen wollen, wenn sie erst einmal spüren, wie gut sie ihnen tun. Das ist bei Ihnen mit Sicherheit genauso.

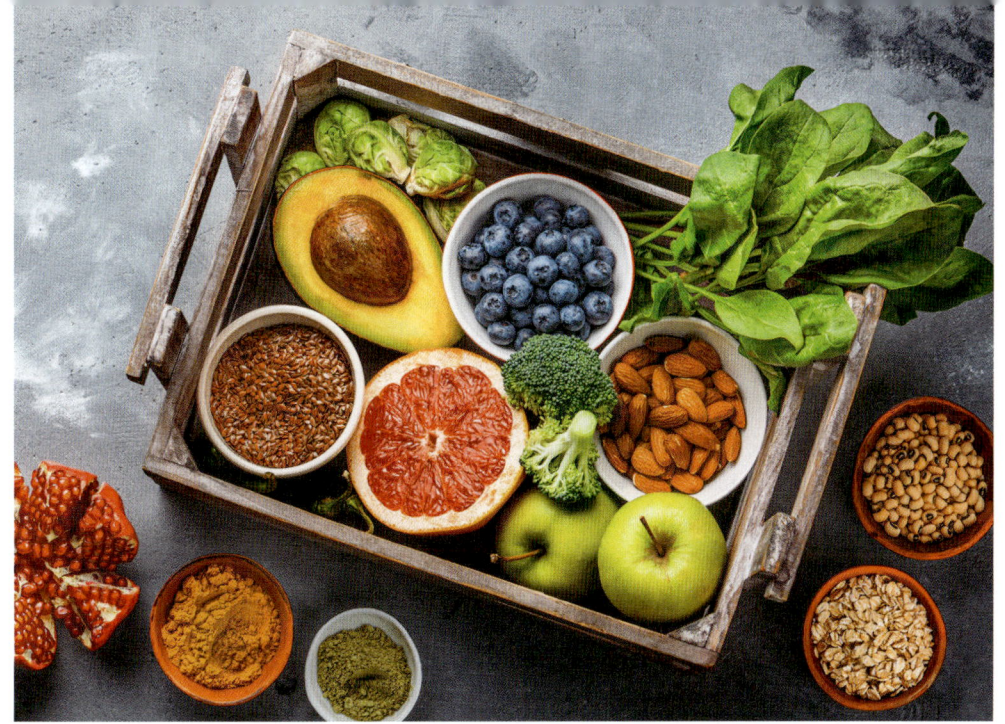

# DIE RICHTIGE ERNÄHRUNG GEGEN SCHMERZEN

Alle Körpergewebe und Zellen müssen mit Nährstoffen versorgt werden, auch unsere Hüfte, das ISG und die dortigen Muskeln und Faszien. Je nach den Bedingungen, die unsere Lebensweise an diese Strukturen stellt, verändert sie diese. Ein wesentlicher Faktor dabei ist die Ernährung.[45]

Aufgrund der vielen unterschiedlichen und sich häufig widersprechenden Ernährungshinweise ist es nicht ganz leicht verständlich, doch es gibt aus unserer Sicht Empfehlungen, was Sie essen sollten, um Ihre Gesundheit und Ihre Schmerzfreiheit zu unterstützen. Das Schöne daran: Was Ihrer Gesundheit allgemein guttut, das kann auch Ihrem ISG, Piriformis und Ischias helfen. Warum das so ist, erfahren Sie in aller Kürze auf den folgenden Seiten.

## WAS ESSEN MIT UNSEREN SCHMERZEN ZU TUN HAT

Was Ihrer Gesundheit schadet, das bemerkt Ihr Körper. So haben Wissenschaftler festgestellt, dass unterschiedliche Lebensmittel einen Einfluss auf die Mikroorganismen in unserem Darm haben. Dieses sogenannte Mikrobiom kann bei chronischen Muskel- und Skelettschmerzen einen zentralen Effekt auf die Beschwerden haben und diese lindern – besonders, wenn Sie Fastenphasen einbauen.[46] Gleichzeitig können bestimmte Nahrungsmittel die Entzündungswerte im Blut beeinflussen.[47] Vor allem tierische Produkte regen den Körper an, entzündungsfördernde Botenstoffe zu bilden,[48] und können somit Schmerzen indirekt verstärken. Solche Nahrungsmittel spielen eine immer größere Rolle in der Ernährung vieler Menschen. Hinzu kommt raffinierter Zucker, der in vielen verarbeiteten Lebensmitteln enthalten ist und nachweislich Zivilisationskrankheiten wie Übergewicht, Bluthochdruck oder Herz-Kreislauf-Erkrankungen fördert.[49] Wollen Sie nun Ihrem Körper etwas Gutes tun und Schmerzen senken? Dann meiden Sie möglichst die zuvor genannten Produkte und reduzieren Sie auch Ihren Alkohol- und Zigarettenkonsum. Im Grunde ist der Weg zu einem gesunden, schmerzfreien Leben ganz einfach: Ihre tägliche Nahrung sollte einen möglichst hohen Anteil an Pflanzen und einen möglichst minimalen Anteil an tierischen Produkten enthalten. Sie sollte dabei abwechslungsreich und vollwertig sein, um Ihrem Körper die besten Voraussetzungen zu geben – vor allem mit einem möglichst hohen pflanzlichen Ernährungsanteil, so wie wir es mit den nebenstehenden »Top Ten« der Lebensmittel empfehlen.

Sie brauchen wegen Ihrer Schmerzen aber kein 100-prozentiger Veganer zu werden. Versuchen Sie einfach langsam kleine Schritte in die von uns vorgeschlagene Richtung. Konsumieren Sie nicht nur weniger tierische Produkte, sondern auch weniger Zucker und industriell hergestellte Nahrungsmittel. Je mehr Sie von all dem weglassen, desto mehr kann Ihre Ernährung zu Ihrer Schmerzfreiheit und Gesundheit beitragen.

### Intervallfasten: Booster für das Mikrobiom

Zusätzlich zu einer gesunden Ernährung empfehlen wir eine Form des Intervallfastens, bei der man die Mahlzeiten innerhalb von 8 (oder 6) Stunden einnimmt (z. B. von 12 bis 20 oder 18 Uhr) und 16 (oder 18) Stunden lang nichts isst. Dies unterstützt die Gesundheit unseres Darmmikrobioms,[57] denn während des Fastens können sich gesunde Darmbakterien vermehren und die Artenvielfalt des Mikrobioms erhöht sich. Außerdem können abgenutzte Zellen entsorgt und bestenfalls recycelt werden.

Die volle Tragweite und positive Schlagkraft, die eine solche Ernährung entfalten kann, stellt sich oft schon nach einigen Wochen ein.

# DIE RICHTIGE ERNÄHRUNG GEGEN SCHMERZEN

## TOP TEN: DIE BESTEN LEBENSMITTEL BEI SCHMERZEN

1. Vollkorngetreide – gerne auch Pseudogetreide wie Quinoa, Buchweizen, Hirse, Amarant – enthalten gesunde vollwertige Kohlenhydrate sowie eine gute Portion Eiweiß.
2. Hülsenfrüchte wie Bohnen, Linsen, Erbsen, Kichererbsen und Sojabohnen sind Eiweißlieferanten.
3. Obst, reif geerntet, vorzugsweise aus der Region und saisonal, versorgt Sie mit wertvollen Mikronährstoffen. Beeren in allen Variationen, gut auch zum Einfrieren für die kalte Jahreszeit geeignet, sind die Asse unter den Früchten.[50]
4. Sämtliche Kohlsorten, Grünkohl nicht zu vergessen, und auch Meerrettich und Radieschen gehören alle zu den Kreuzblütlern, die es Krankheiten sehr schwer machen, sich zu etablieren.[51]
5. Über andere Gemüsesorten – auch grünes Blattgemüse wie Spinat und Mangold, gerne Kürbisse, Tomaten, Süßkartoffeln, Zucchini, Zwiebeln und Pilze, um nur einige beispielhaft zu nennen – freut sich unter anderem Ihre Darmflora und Ihr Immunsystem lässt Sie weniger im Stich.
6. Nüsse sind ein Muss, ob Mandeln, Walnüsse, Paranüsse, Macadamianüsse oder andere. Eine gemischte Handvoll davon ist ein traumhafter Sattmacher, der reichlich gesunde Eiweiße und Fette liefert.[52]
7. Viele Samen enthalten einen hohen Anteil an Omega-3-Fettsäuren, die chronische Entzündungen abklingen lassen. Der Leinsamen steht hier an erster Stelle, aber Chia- und Hanfsamen versorgen Sie ebenfalls mit den wertvollen Fettsäuren.[53]
8. Wildkräuter, egal ob Brennnessel, Löwenzahn oder Giersch, enthalten generell ein Vielfaches an gesunden Stoffen im Vergleich zu gezüchteten Kräutern.
9. Doch auch Küchenkräuter sind empfehlenswert – verwenden Sie alles, was im Garten wächst, so viel und so frisch wie möglich. Sie stärken Ihr Immunsystem und Ihre Verdauung.
10. Alle Gewürze, von Anis über Koriandersamen bis hin zu Zitronengras und vor allem Ingwer[54], stecken voller heilkräftiger Substanzen. Besonders wirksam gegen Entzündungen ist Kurkuma, auch Gelbwurz genannt:[55] Täglich 1 Teelöffel davon und zusätzlich eine Prise schwarzer Pfeffer, der die Heilwirkung des Inhaltsstoffs Curcumin verstärken kann.[56]

**Plus:** Trinken ist wichtig – egal ob Quellwasser, grünen Tee, Matchatee, sogar etwas Kaffee (Bioqualität, mit Wasserdampf entkoffeiniert), nur genug muss es insgesamt sein! Die Empfehlung von etwa 2 Litern pro Tag ist nach wie vor richtig. Allerdings sollte diese Flüssigkeitsmenge nicht auf einmal getrunken werden, sondern über den Tag verteilt, am besten auf 10 Gläser oder Tassen à 200 Milliliter.

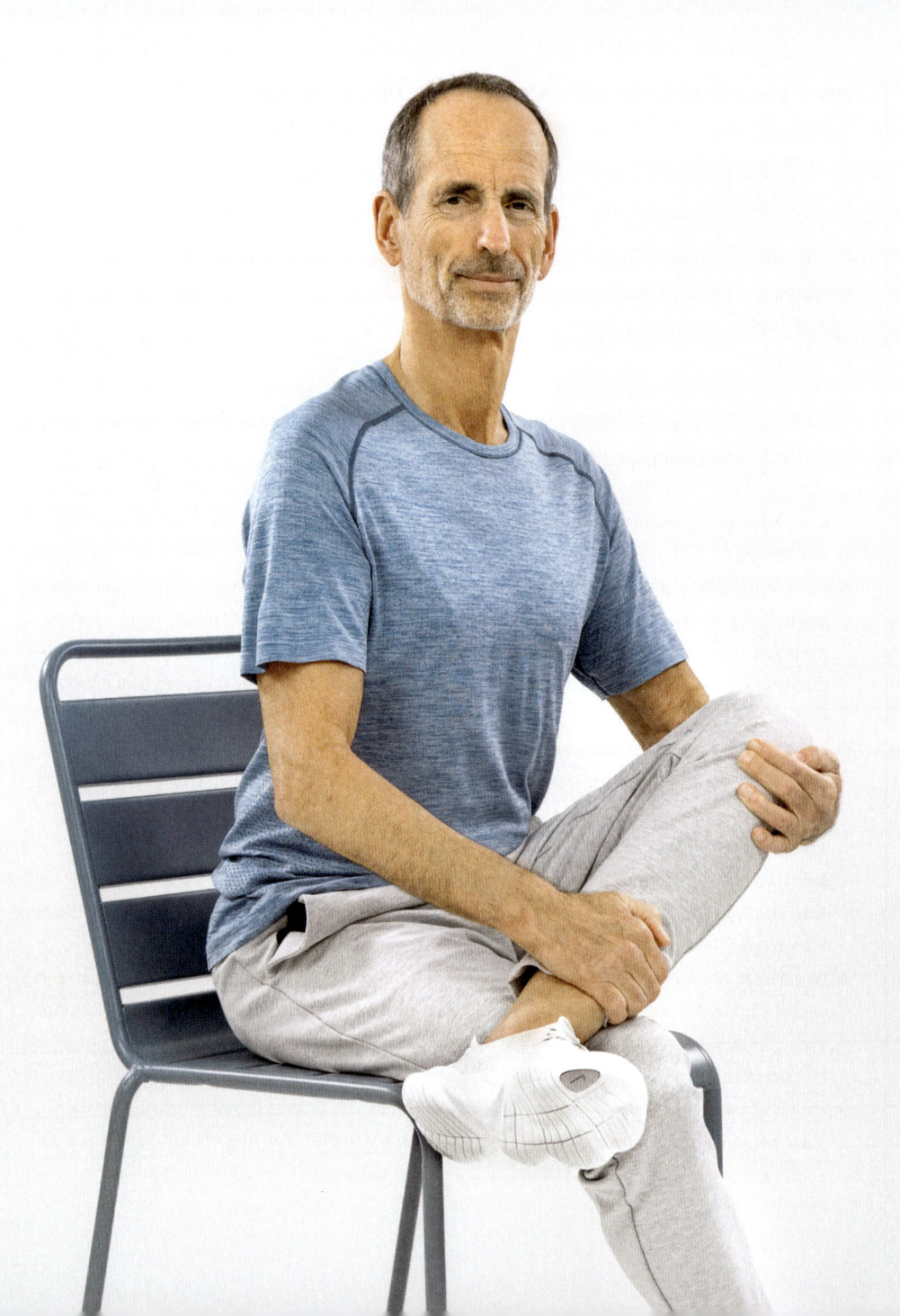

# SO BEHANDELN SIE ISCHIAS & CO. SELBST

Auch wenn Sie skeptisch sein sollten: Es gibt nichts zu verlieren, aber unendlich viel zu gewinnen – den Zugang zu Ihrem Körper und die Freiheit von Schmerz. Es kann ein neues, ein anderes Leben sein, in dem Ihnen Ihre Schmerzen keine Angst mehr machen.

TIPPS FÜR DIE ÜBUNGSPRAXIS
44

DIE OSTEOPRESSUR GEGEN GESÄSSSCHMERZEN
55

DIE LIEBSCHER & BRACHT ÜBUNGEN®
68

DIE FASZIEN-ROLLMASSAGE
94

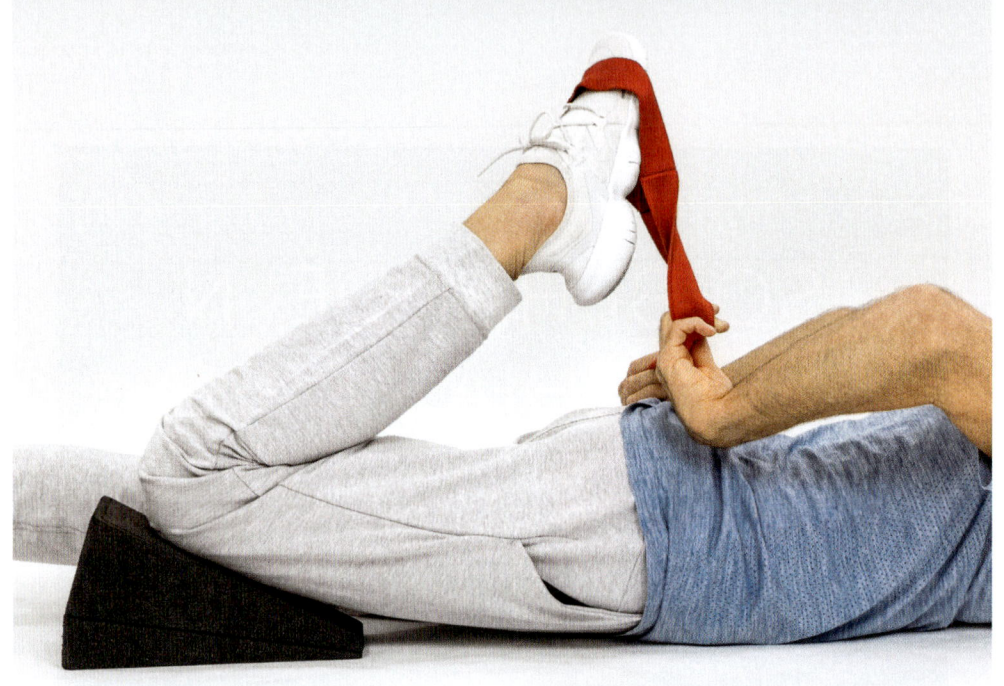

# TIPPS FÜR DIE ÜBUNGSPRAXIS

Nachdem wir Ihnen im Theorieteil Informationen rund um das Thema Ischialgie, Piriformis- und ISG-Schmerzen gegeben haben, möchten wir Ihnen nun zeigen, wie Sie vorgehen können, um sie selbst zu beseitigen. Vorab etwas Generelles zur Vorgehensweise: Sie können bei Gesäßschmerzen aller Art – größtenteils unabhängig von Ihrer Vorgeschichte – direkt mit den Liebscher & Bracht Übungen®, der Faszien-Rollmassage oder auch der Osteopressur beginnen. Wichtig ist, dass Sie vor allem unsere Übungen in den Alltag integrieren. Denn die Gesäßschmerzen können langfristig nur verschwinden, wenn das muskulär-fasziale Gewebe immer wieder den Impuls bekommt, flexibel zu bleiben. Suchen Sie sich zunächst diejenigen Übungen aus, die Ihnen am meisten zusagen.

## Wenn Sie unsicher sind

Haben Sie chronische Gesäßschmerzen, Arthrose im ISG oder eine Ischiasentzündung mit Ausstrahlungen? Dann empfehlen wir Ihnen, zunächst eine zertifizierte Liebscher & Bracht-Therapeutin oder einen Therapeuten aufzusuchen. Er oder sie wird bei Ihnen die Osteopressur anwenden, die oft schon nach der ersten Behandlung eine Wirkung zeigt. Dann können Sie alle Fragen und Unsicherheiten klären und entscheiden, wann Sie selbstständig mit den Liebscher & Bracht Übungen® anfangen.

Unsere hier beschriebenen Übungen sind die wirksamste und grundlegendste Eigentherapie. Denn sie sind der direkte Ausgleich für die im Alltag zu wenig genutzten Gelenkwinkel, die letztlich Ihre Gesäßschmerzen sowie alle Schädigungen, die vielleicht schon vorliegen, verursacht haben. Über kurz oder lang ist es also wichtig, dass Sie aus den dargestellten Übungen die Varianten auswählen, mit denen Sie am besten klarkommen.

Zum Üben benötigen Sie einige spezielle Hilfsmittel oder alternativ Alltagsgegenstände aus dem Haushalt, die ab Seite 52 näher beschrieben werden.

## WICHTIG: DAS MACHT DAS ÜBEN SICHER!

Die von uns entwickelten Selbsthilfetechniken entfalten meist eine sehr große Wirksamkeit. Doch für gute Ergebnisse ist eine hohe Intensität notwendig[58] und daher ist es wichtig, den Fokus auf maximale Sicherheit zu legen. Voraussetzung dafür ist bei allen drei Selbsthilfetechniken, dass der Körper als ideales Messinstrument in jedem Moment der Selbsttherapie befragt und beachtet wird. Es gibt – neben der exakten Ausführung – zwei entscheidende Faktoren, die genau beobachtet und eingehalten werden müssen.

## Die Intensitätsskala

Der erste Faktor ist der Schmerz, der beim Üben ausgelöst wird. Ob bei den Dehn-Kräftigungen, beim Rollen oder beim Drücken – er darf eine bestimmte Grenze nicht übersteigen, um in einem effektiven Rahmen zu üben. Diesen Rahmen können die meisten Schmerzleidenden sehr gut wahrnehmen, indem sie sich selbst und ihren Körper während des Übens beobachten:

- Bei geringer Intensität agieren Sie in einem bequemen Bereich. Es entstehen nur geringer bis mäßiger Druck und ein Spannungsgefühl, das Sie leicht ertragen können. In diesem Bereich herrscht praktisch Stillstand.
- Um die Übungen auf den folgenden Seiten möglichst effizient und wirkungsvoll durchzuführen, sollte ein deutlicher Schmerz entstehen, der für Sie noch gerade so erträglich ist. In dieser Effizienzzone sind Sie gedanklich und körperlich entspannt und Ihr Atem kann trotz der hohen Intensität ruhig fließen.

- Wenn die Intensität der Übungen zu hoch ist, können Sie den entstehenden Schmerz nur aushalten, indem Sie körperlich oder mental dagegen spannen. Im Rahmen dieser belastenden Schmerzen drohen Überforderung und Blockade. Reduzieren Sie dann die Intensität.

Damit Sie mit Ihren Übungen die besten Ergebnisse in möglichst kurzer Zeit erzielen, achten Sie darauf, in der von uns empfohlenen Effizienzzone zu bleiben. Das angestrengte Aushalten mit geballten Fäusten und zusammengebissenen Zähnen sorgt oft für neue Anspannung. Da es jedoch unser Ziel ist, die vorhandenen Spannungen im muskulär-faszialen Gewebe zu senken, ist es umso wichtiger, dass Sie beim Üben bewusst auf die Signale Ihres Körpers achten. Vor allem wenn Sie neu mit unseren Übungen oder der Osteopressur anfangen, sollten Sie sich immer wieder fragen: In welcher Intensität übe ich momentan? Die Aufteilung oben hilft Ihnen dabei, den Schmerzgrad einzuschätzen und im effizienten Bereich zu bleiben.

Bei den Faszien-Rollmassagen ist es nicht immer möglich, in der Effizienzzone zu arbeiten. Es ist aber nicht immer nötig, denn die Rollwirkung beginnt sich auch bei geringerer Intensität zu entfalten. Sie können also den betreffenden Bereich gemäß der folgenden Anleitungen abrollen. An empfindlicheren Stellen erreichen Sie meist eine höhere Intensität und müssen den Druck dort so regulieren, dass Sie in einer angenehmen Intensität bleiben.

## Bewusst und langsam üben

Der zweite Sicherheitsfaktor ist das möglichst bewusste und langsame Üben, das bewusste und langsame Rollen und das bewusste, langsame Drücken. Denn der Körper wird meist nur bei Bewegungen und Belastungen überbeansprucht, die so schnell sind, dass das Alarmsystem des Körpers – warnende Schmerzen – diese verletzenden Bewegungen oder Belastungen nicht rechtzeitig stoppen kann. Knochenbrüche, Sehneneinrisse, Kapselverletzungen und so weiter können ohne äußere Einflüsse immer nur in schnellen Bewegungen bei Stürzen, im Abrutschen oder mit Schwung passieren. Bei langsam und bewusst ausgeführten Bewegungen, die genau nach unseren Anleitungen ausgeführt werden, sind Schädigungen sehr unwahrscheinlich.

### UNSERE »INTENSITÄTS-SKALA«

Um Sie bei Ihren Übungen bestmöglich zu unterstützen und anzuleiten, haben wir uns im Laufe der Jahre gegen eine nummerierte Skala entschieden. Den meisten Menschen fällt es leichter, anhand körperlicher Reaktionen und Gefühle die Intensität zu beurteilen, um ihre Übungen daran anzupassen.

## Übungen am Boden

Wenn es Ihnen anfangs zu schwer fällt, sich auf den Boden zu begeben, *dann versuchen Sie es bitte trotzdem!* Nur wenn Sie es gar nicht können, führen Sie die Übung stattdessen auf dem Bett durch. Das Wichtigste dabei: Versuchen Sie, immer wieder auf den Boden zu gelangen, und lassen Sie sich nicht helfen. Nutzen Sie einen Stuhl oder Ähnliches, um sich abzustützen, oder probieren Sie eine andere Körperposition aus. Sie werden überrascht sein, wie schnell Ihr Körper es Ihnen zunehmend möglich macht, auf den Boden zu gelangen und auch wieder aufzustehen – das nennt man Training. ☺

## SO GESTALTEN SIE IHR ÜBUNGSPROGRAMM

Wie Sie erfahren haben, bieten wir Ihnen zur Selbsthilfe drei Techniken an. Wir möchten hier kurz zusammenfassen, was sie jeweils erfüllen, damit Sie Ihre persönliche Vorgehensweise fundiert auswählen können.

### Die drei Techniken der Selbstbehandlung

- Mit der Technik der **Osteopressur** können Sie sich bei Schmerzen meist sehr schnell helfen. Der Lernaufwand ist aber höher als bei den anderen Techniken, da das Drücken umso besser hilft, je besser Sie die entscheidenden Bereiche treffen. Aber es lohnt sich, auch wenn es anfangs vielleicht nicht gleich klappt. Denn sobald Sie die Punkte genauer treffen, haben Sie oft eine sehr schnell wirkende Akutmaßnahme für Ihre Gesäßschmerzen zur Hand. Und Sie kommen besser in Ihre Übungen hinein, weil Sie entspannter sind und bei wiederholter Anwendung immer beweglicher werden.
- Die **Übungen** können Ihnen leichter oder schwerer fallen. Das hängt von Ihrem Zustand ab und davon, wie gewohnt es für Sie ist, Ihren Körper auf diese Weise anzusteuern. Letztlich sind sie unsere wichtigste Technik auf Ihrem Weg zur lebenslangen Schmerzfreiheit. Wir empfehlen Ihnen daher, sie von Anfang an zu üben.

---

**SICH SELBST SICHER UND EFFIZIENT HELFEN**

Führen Sie alle Techniken und Übungen bitte genau so aus, wie sie beschrieben sind. Üben Sie langsam und bewusst und nur, wenn Sie sich wach und geistig klar fühlen. Achten Sie darauf, ruhig ein- und ausatmen zu können. Neben dem ausgelösten Dehnungs- oder Druckschmerz kann auch kurzzeitig ein Unwohlsein körperlicher oder geistiger Art aufkommen (Schwindel, es wird einem schlecht …). Versuchen Sie, die Intensität so einzustellen, dass Sie sie noch gut ertragen können.

Bitte stellen Sie dabei keine zu hohen Anforderungen an sich. Es ist viel besser, eine Übung zumindest im Ansatz zu versuchen, auch wenn Sie sie zu Beginn vielleicht kaum ausführen können, weil Sie gar nicht in die verlangte Körperposition kommen. Bitte sagen Sie niemals: »Das kann ich nicht.« Die einzige zulässige Aussage ist: »Heute kann ich das noch nicht, morgen besser – wenn auch vielleicht nur ein winziges Stück.« Ihr Körper reagiert auf jeden Fall! Das garantieren wir Ihnen, denn es ist erwiesen, dass er sich bis ins höchste Alter anpassen kann.[59]

Durch die Übungen programmieren Sie im Gehirn neue, hochwertige Bewegungsprogramme. Ihr Bewegungssystem wird dadurch immer besser funktionieren und mehr Kraft zur Verfügung haben.

- Die **Faszien-Rollmassage** ist wahrscheinlich die Selbsthilfetechnik, die am leichtesten erlernbar ist. Sie werden bei der Anwendung merken, dass Sie sich in den gerollten Bereichen immer wohler fühlen. Alles wird leichter, die Haut wird schöner, Ihre Beweglichkeit steigt. Wenn Sie die Rollmassage regelmäßig anwenden, können Sie feststellen, dass die Empfindlichkeit gestresster Muskeln zunehmend nachlässt und dass Sie die Übungen mit der Zeit immer besser absolvieren können. Die Schmerzlinderung, die Sie bei der Osteopressur »auf den Punkt« oft in kürzester Zeit bewirken, erreichen Sie mit der

*Bei der Faszien-Rollmassage entwickeln Sie ein immer besseres Körpergefühl für ungewohnte ausgleichende Haltungen.*

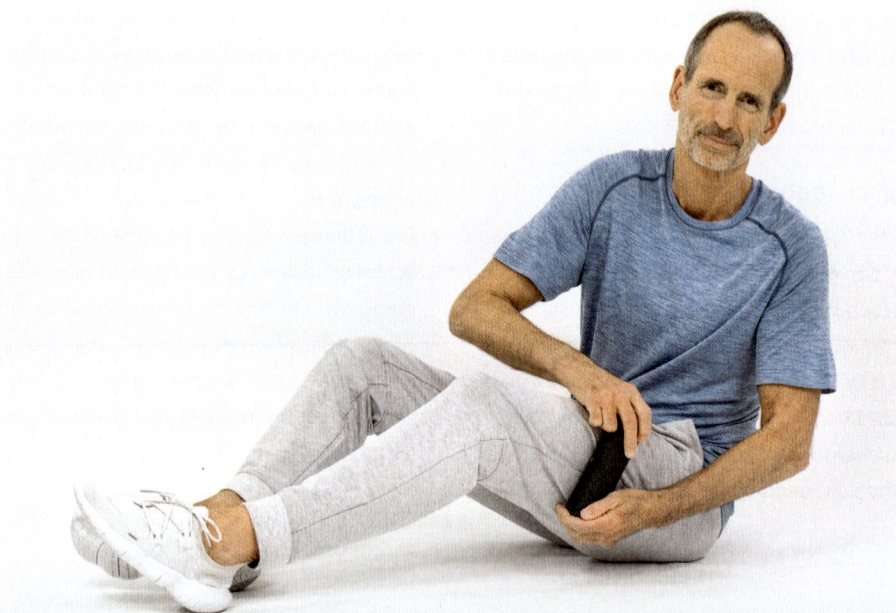

Faszien-Rollmassage mit deutlich mehr Zeiteinsatz. Dafür haben Sie bei Letzterer den zusätzlichen Effekt der Stoffwechselverbesserung (Seite 98 f.).
Wenn es Ihnen zeitlich möglich ist, empfehlen wir Ihnen, alle drei Techniken zu nutzen. Dadurch entfalten Sie eine solche Positivspirale, dass sich die meisten Schmerzen im Bereich des Gesäßes und die Ausstrahlungen nicht lange werden halten können. Im Grunde müssen Sie dafür nur sehr wenig zusätzliche Zeit investieren – und dann aber konsequent dranbleiben. Damit Ihnen beides leichtfällt, machen wir Ihnen im Folgenden ein paar über viele Jahre erprobte und bewährte Vorschläge.

## Ihr persönlicher Trainingsplan

Um sich Ihren individuellen Trainingsplan zu erstellen, gehen Sie bitte wie folgt vor:

- Nehmen Sie sich genügend Zeit, um zunächst sämtliche Osteopressuren, Übungen und Faszien-Rollmassagen auch in allen vorgestellten Varianten einmal auszuprobieren.
- Fühlen Sie in sich hinein und notieren Sie jedes Mal, wie leicht es Ihnen fiel, wie hoch der dabei ausgelöste Druck-, Übungs- oder Rollschmerz war – und ob Sie das Gefühl hatten, dass Ihr Ischias, Ihr ISG und Ihr Piriformismuskel genau das dringend brauchen, weil die Beweglichkeit höher wurde, der Schmerz geringer und es sich hinterher irgendwie besser anfühlte.
- Stellen Sie sich zum Start ein Programm zusammen, das die Techniken und Übungen enthält, die Ihnen am leichtesten fallen und die zugleich gut wirken, die eine ausreichend hohe Schmerzintensität auslösen und von denen Sie denken, dass das genau die richtigen für Ihr Gesäß sind.
- Wenn möglich, koppeln Sie die Dehnübungen an Ihre Morgenroutine (siehe Seite 50) und machen sie an 6 Tagen in der Woche. Das Drücken und die Faszien-Rollmassage koppeln Sie an Ihre Abendroutine und wechseln täglich, sodass Sie 3-mal pro Woche drücken und 3-mal rollen.
- Natürlich können Sie sich das Üben auch völlig anders einteilen, Hauptsache, Sie praktizieren regelmäßig.
- Beginnen Sie lieber mit einem kleineren Programm, das Sie höchstwahrscheinlich eher »durchhalten«, als wenn Sie sich zu viel vornehmen. Erweitern Sie es erst, wenn sich Routine eingestellt hat.
- Reduzieren Sie das Programm, wenn Sie merken, dass es aktuell noch zu umfangreich ist, zu viel Zeit oder auch Kraft kostet.
- Wechseln Sie immer mal wieder Übungen oder Techniken aus und vergleichen Sie die Ergebnisse.
- Je beweglicher Sie werden, desto mehr Varianten können Sie probieren, die körperlich anspruchsvoller sind. Hören Sie in sich hinein, ob sie eine höhere oder geringere Wirkung haben, und entscheiden Sie entsprechend.

- Wenn Sie bemerken, dass Sie lieber mehr Übungen und Techniken absolvieren würden, aber nicht genug Zeit haben, dann teilen Sie die Übungen in zwei Gruppen und absolvieren die eine Gruppe montags, mittwochs und freitags und die andere dienstags, donnerstags und samstags.

## ENTWICKELN SIE IHRE ROUTINE

Kennen Sie das Gefühl, sich morgens noch »eingerostet« zu fühlen und schon Spannungen oder Schmerzen zu spüren? Das ist Ihr Anlass, direkt Ihre Viertelstunde zu üben. Anschließend genießen Sie, dass Sie sich viel freier, beweglicher und schmerzfreier fühlen. Kennen Sie das Gefühl, am Abend nach einem langen Tag mit Arbeit und Anstrengung schwer, schlapp und leer zu sein? Das ist Ihr Anlass, sich zu rollen oder zu drücken – sich etwas Gutes zu tun. Ihr Abend wird viel leichter und angenehmer sein und Ihren Schlaf können Sie genießen. Und wie gelingt das jeden Tag? Das Zauberwort heißt Routine. Dazu ein Tipp: Schaffen Sie keine neue Routine, sondern erweitern Sie eine, die Sie sowieso schon praktizieren – oft ohne sich dessen bewusst zu sein. Was meinen wir damit?

### Morgens die Übungen

Fangen wir am Morgen an. Wir raten Ihnen, das Wichtigste, nämlich die Übungen, am frühen Morgen beziehungsweise möglichst rasch nach dem Aufstehen abzuhaken. Warum? Weil Sie vermutlich wie die meisten Menschen am Morgen einer biologisch vorgegebenen Routine folgen: Nach dem Aufstehen gehen Sie ins Bad. Hängen Sie also Ihre 10 bis 15 Minuten kurze Übungszeit an Ihren Toilettengang, ans Zähneputzen dran. Egal, was Sie nach dem Aufstehen tun, kombinieren Sie es mit der Übungssession. Wenn Sie Ihre schon bestehenden Routinen auf diese Art nutzen, dann wird es sehr schnell normal, die Übungen zuverlässig einzubauen. Früh am Morgen ist zudem die Wahrscheinlichkeit groß, dass nichts passiert, was Sie vom Üben abhält. Wir empfehlen

> **DAS FUNKTIONIERT!**
>
> Seit Jahrzehnten beraten wir Patienten, die sich mit dem Üben schwertun, was sie anders machen können. Wir motivieren sie, beschreiben ihnen die Vorteile und die Nachteile, wenn sie es nicht tun. Aber am Morgen die Übungen einfach an eine bestehende Routine anzuhängen und am Abend das Rollen und Drücken mit einer starken Routine – und das ist für die meisten das Fernsehen – zu verknüpfen, hat sich wirklich bewährt. Probieren Sie es aus und setzen Sie Ihre ganze Willenskraft ein, bis es Ihnen nach zwei, drei Wochen sehr viel leichter fällt.

daher auch, das Smartphone ausgeschaltet zu lassen – wenn das in Ihrer persönlichen Lebenssituation möglich ist –, bis die Übungen absolviert sind. Erhalten Sie sich die morgendliche Ruhe, damit Ihr Tag unbelastet und ungestört beginnen kann.

## Abends die Massagen

Da die Zeit am Morgen aber erfahrungsgemäß bei den meisten Menschen sehr begrenzt ist, schlagen wir vor, die Faszien-Rollmassage und auch die Osteopressur vielleicht abwechselnd am Abend zu absolvieren. Was machen die meisten am Abend nach dem Abendessen? Richtig, sie schauen fern oder einen Film oder unterhalten sich. Natürlich wäre es am besten, sich bei der Osteopressur und ebenso bei der Faszien-Rollmassage auf ebendiese zu konzentrieren. Wenn Sie das möchten, dann ersetzen Sie das Fernsehen durch eine der beiden Techniken. Aber deutlich besser, als den Abend völlig passiv im Fernsehsessel oder auf der Couch zu verbringen, ist es in jedem Fall, sich während des Spielfilms oder des Gesprächs zu drücken oder zu rollen.

Falls Sie noch keinen gemütlichen Teppich im Wohnzimmer haben, empfehlen wir Ihnen, sich einen zuzulegen. Denn auch ohne zu rollen oder zu drücken ist das Sitzen auf dem Boden vielleicht zunächst ungewohnt, aber ungleich gesünder. Warum? Weil es Ihnen alle paar Minuten unbequem wird und Sie die Position wechseln müssen. Auf diese Weise

> Sie haben morgens beim besten Willen keine Zeit, unmöglich?! Hier unser ultimativer Tipp, dieses Problem für **immer** zu lösen: Stellen Sie Ihren Wecker 15 Minuten früher. ☺

können Sie völlig ohne Zeitstress, ohne zusätzliche Zeit zu investieren, ganz in Ruhe drücken oder rollen, vielleicht sogar beides – oder sogar Übungen durchführen, die Sie am Morgen ausgelassen haben.

## Einmal pro Woche Pause

Machen Sie einen Tag Pause in Ihrem speziellen Übungsprogramm, damit der Körper »aufholen« kann, was er bei dem durch die Selbsthilfetechniken ausgelösten Umbau, der Renovierung oder der Regeneration eventuell noch nicht geschafft hat.

Auch wenn Sie merken, dass Sie zu viel getan haben, eine Abneigung entwickeln und spüren, dass es Ihnen immer schwerer fällt und Sie sich mehr und mehr zwingen müssen, die Übungen zu machen, dann hören Sie auf Ihren Körper. Oft sind das Anzeichen dafür, dass er mehr Zeit haben möchte, sich an all die Reize, die Sie gesetzt haben, anzupassen. Sie müssen dann nicht unbedingt aussetzen, aber fahren Sie Ihr Programm herunter, bis Sie spüren, dass die Dosis wieder passt. Unterschätzen Sie nicht, wie viele positive Aufräum- und Umstellungsarbeiten unsere Techniken auslösen können.

# WARUM WIR UNSERE HILFSMITTEL EMPFEHLEN

*Damit Sie Ihre Schmerzfreiheit selbst »in die Hand nehmen« und so zielsicher und effizient wie möglich üben können, haben wir wirksame Hilfsmittel entwickelt.*

Diese Hilfsmittel sind – wie die Schmerztherapie – das Ergebnis einer mehr als 35-jährigen Entwicklung und optimal auf unsere bewährten Vorgehensweisen abgestimmt. Sie ermöglichen es Ihnen, die drei zur Selbsthilfe gehörenden Techniken – die Osteopressur, die Liebscher & Bracht Übungen® und die Faszien-Rollmassage – bestmöglich auszuführen, um die höchste Wirkung erreichen zu können. Denn unser Ziel ist, dass sich alle Menschen frei, unabhängig und eigenverantwortlich bei Schmerzen selbst helfen können. Genau dafür sind unsere Hilfsmittel gemacht. Sie haben noch keine der genannten Hilfsmittel zu Hause und möchten sich das Geld für die Anschaffung sparen? Keine Sorge, wir beschreiben auf Seite 54 ausführlich, welche Alltagsgegenstände Sie alternativ oder vorübergehend einsetzen können, wenn Sie das möchten.

- Die **Übungsschlaufe** und der **Knieretter** unterstützen Sie bei den Dehn- und Kräftigungsübungen. Das Wichtigste beim Training ist, die exakte Position einzunehmen und zu halten. Die Übungsschlaufe hilft dabei, indem sie Ihre Arme »verlängert«, und ermöglicht zudem das integrierte Krafttraining. Die Keile vereinfachen das Üben, intensivieren die Dehnung und ermöglichen es außerdem, beidbeinig zu trainieren.
- Spezielle **Faszienrollen und -kugeln** entspannen die muskulär-faszialen Gewebe und erleichtern so das Üben spürbar. Außerdem sorgen sie für einen deutlichen »Anschubstoffwechsel«. Dieser ist gerade im Anfangsstadium der Therapie ein wichtiges Mittel, um die im ISG, Gesäß und Bein angesammelten Stoffwechselabfälle abzutransportieren und die Zellversorgung mit Nährstoffen zu verbessern. Je länger die Übungen praktiziert werden, desto mehr kann die Bewegung wieder ihre Aufgabe übernehmen, den Stoffwechsel auf einem optimalen Niveau zu halten. Gerade für ältere Menschen kann die Faszien-Rollmassage im Bereich der Beine wichtig sein, da es die am weitesten vom Herzen entfernten Körperbereiche sind (Seite 98 f.).
- Mit den **Drückern** führen Sie die Osteopressur aus und entspannen damit die Muskeln, deren zu hohe Spannung die

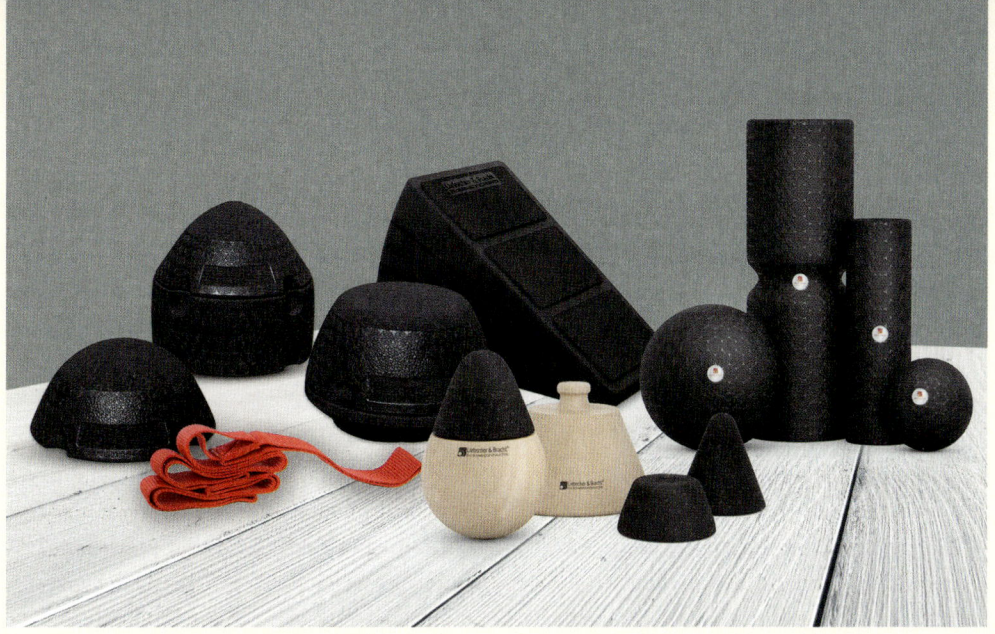

*Eine Auswahl der von uns entwickelten Hilfsmittel mit dem neuen ISG-Ischias-Retter ganz links.*

Schmerzen auslösen kann. Das Besondere an unserer Technik ist, dass wir dazu gezielt auf die Knochenhaut (Periost) Druck ausüben, damit die in ihr befindlichen Rezeptoren die Normalisierung der Muskelspannungen veranlassen. Das Griffstück (»Kugelgriff«) und der Halter (»Kegelhalter«) sind optimiert, um leicht genügend Druck erzeugen zu können. Die Aufsätze haben unterschiedliche Formen. Dies ist deswegen so wichtig, weil die Drückbereiche an den Knochen bei jedem etwas anders beschaffen sind. (Mehr zu den Hilfsmitteln erfahren Sie ab Seite 103.)

- Unser neuestes Hilfsmittel, der **ISG-Ischias-Retter**, spricht beim Üben genau die Muskeln an, die bei ISG- und Ischiasschmerzen und auch beim Piriformis-Syndrom meist besonders stark beteiligt sind: die Gesäßmuskeln und die Hüftbeuger. Normalisieren Sie dort zu hohe Spannungen und reduzieren Sie so den muskulären Druck auf Gelenke und Nerven. (Mehr zum ISG-Ischias-Retter erfahren Sie auf Seite 94. Dort stellen wir Ihnen auch ein paar effektive Übungen vor.)

Wenn Sie bestmögliche Ergebnisse bei der Osteopressur, bei den Liebscher & Bracht Übungen® und der Faszien-Rollmassage erzielen möchten, nutzen Sie die Vorteile, die Ihnen diese Hilfsmittel verschaffen und für die sie entwickelt wurden.

## ALTERNATIVE HILFSMITTEL AUS DEM ALLTAG

Trotzdem können Sie sich natürlich fürs Erste mit Alternativen behelfen. Das kostet Sie ein wenig Zeit und das Üben ist etwas umständlicher und voraussichtlich auch nicht ganz so wirksam wie mit den von uns entwickelten originalen Hilfsmitteln. Aber probieren Sie es einfach selbst aus.

- Statt der Schlaufe können Sie einen Gürtel oder ein (Hand-)Tuch nutzen.
- Als Ersatz für den Knieretter können Bücher oder Treppenstufen dienen.
- Statt der Maxi-Rolle können Sie eine flexible, festere Pappe auf etwa 12 Zentimeter Durchmesser zusammenrollen, wenn nötig noch weichen Stoff darüberziehen und alles mit breitem Klebeband fixieren. Versuchen Sie, wenn möglich, in der Mitte eine Vertiefung zu integrieren, um beim Rollen die empfindlichen Dornfortsätze Ihrer Wirbelsäule zu schonen.
Hinweis: Viele herkömmliche im Handel erhältliche Faszienrollen wurden nicht speziell für die Schmerztherapie entwickelt und eignen sich daher eher nicht.
- Statt der Medi-Rolle können Sie eine mit Wasser gefüllte 1,5-Liter-Plastikflasche verwenden.
- Statt der Mini-Rolle können Sie sich mit einer entsprechend abgesägten Holzstange oder einer schmalen länglichen Spraydose behelfen, die mit einem Tuch oder sonstigem Material umwickelt ist, das die Härte ausreichend abpolstert. Herkömmliche Faszienrollen sollten Sie nur verwenden, wenn diese nicht zu hart sind.
- Statt der Kugel-Rolle (nicht mehr erhältlich) können Sie einen American Football verwenden. Bitte lassen Sie aus dem Ball so viel Luft raus, dass die Oberfläche etwas nachgiebig wird.
- Für die Medi-Kugel und die Mini-Kugel eignen sich als Ersatz entsprechend große Bälle aus dem Kinderzimmer oder aus Ihrem Sportbedarf, die aber unbedingt eine etwas nachgiebige Oberfläche haben sollten, weswegen wir von Golfbällen und Ähnlichem abraten.
- Als Drücker können Sie weichere Gummiteile aus Küche und Kinderzimmer sowie Hundespielzeug verwenden. Gut geeignet sind auch große harte Weinkorken, die sich entsprechend in Form schneiden lassen.

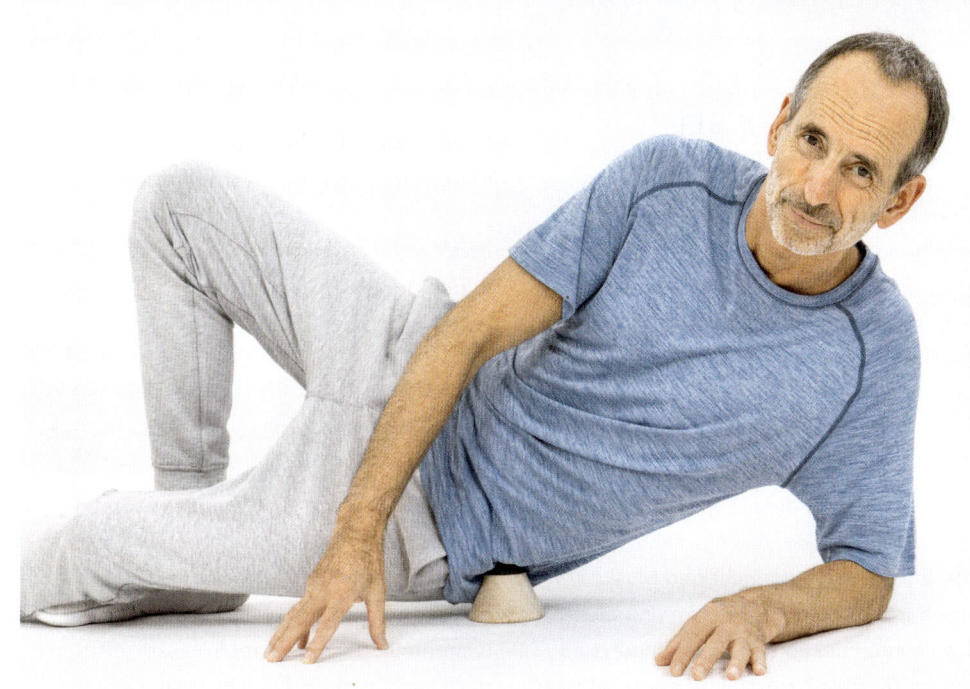

# DIE OSTEOPRESSUR GEGEN GESÄSSSCHMERZEN

Die Osteopressur ist eine Akutmaßnahme gegen Schmerzen, die sowohl selbstständig als auch von unseren Therapeut*innen angewendet werden kann (siehe Seite 37). Sie drücken dabei auf bestimmte Körperbereiche und können damit Ihre Schmerzen im Gesäß – wenn Sie exakt genug treffen – oft im Minuteneffekt deutlich reduzieren oder sogar ganz zum Verschwinden bringen. Meist stellen Sie nach dem Drücken auch fest, dass Sie sich viel leichter fühlen, besser laufen können, Ihre Hüfte besser spüren oder besser ansteuern können. Damit Sie genügend Druck ausüben können, haben wir unser Drücker-Set entwickelt. Es ist so konzipiert, dass Sie Ihre Armkraft statt der viel schwächeren Finger- oder Handkraft nutzen und auch Wand oder Boden einsetzen können.

## SCHNELLE HILFE BEI BESCHWERDEN

Bei der Osteopressur gehen wir vereinfacht von folgenden Zusammenhängen aus: Mit dem Drücken schalten Sie bestimmte Rezeptoren, die sich in der Knochenhaut befinden. Diese senden Informationen ans Gehirn, die dort gewissermaßen einen »Reset« hervorrufen. Bei diesem Reset werden die Spannungseinstellungen, die das Gehirn in die Muskeln sendet, in die »Werkseinstellung« zurückgestellt.

Diese Einstellung entspricht den Muskelspannungen, bei denen die Gelenke und die Wirbelsäule ihre Funktion erfüllen können und keinerlei Verschleiß geschieht, der nicht repariert werden könnte. Bei diesen physiologischen, also normalen Muskelspannungen erzeugt der Körper auch keinen Schmerz, der vor irgendeiner Gefahr für den Ischias, das Iliosakralgelenk oder den Piriformis warnen müsste.

In dieser Werkseinstellung »funktionieren« Ihr Ischias und das Iliosakralgelenk so, wie es biologisch vorgesehen ist. Der Alarm-, Überlastungs- oder Kompressionsschmerz kann verschwinden, es fühlt sich viel leichter an und auch Ihre Beweglichkeit verbessert sich deutlich.

Dieser Effekt hält unterschiedlich lange an, es können Stunden oder auch Wochen oder gar Monate sein. Das hängt auch davon ab, wie stark die Überspannungen »im System hinterlegt« sind. Da die Übungen aber gleich dafür sorgen, dass die Überspannungen wegtrainiert werden, führt der Gesamteffekt, den die Osteopressur, die Liebscher & Bracht Übungen® und die Faszien-Rollmassage erzeugen, in den meisten Fällen zunehmend zu dauerhafter Schmerzfreiheit.

### Das Besondere an der Osteopressur

Eine häufig gehörte Meinung vieler Teilnehmer an den Ausbildungen zum zertifizierten Liebscher & Bracht Therapeuten lautet: Die Osteopressur ist den bis dahin von ihnen angewendeten schmerztherapeutischen Verfahren überlegen. Und zwar, so berichten sie, nicht nur in der Höhe der Wirksamkeit, sondern auch in der Schnelligkeit, mit der sich die Schmerzlinderung in der Regel erreichen lässt.

Weiterhin haben wir es in über 35 Jahren immer wieder erlebt, dass die oft schon in der ersten Behandlung erreichte Schmerzreduzierung oder gar Schmerzfreiheit durch die körperlichen Übungen nachhaltig immer wieder erreicht und schließlich dauerhaft aufrechterhalten werden kann – das Drücken ist also eine Art Vorabhinweis auf das, was bei regelmäßigem Üben möglich ist.

## WAS SIND DIE GRÜNDE FÜR DIE WIRKSAMKEIT?

In erster Linie die Nutzung der »Knochenrezeptoren«, der interstitiellen Rezeptoren, die ihre Wirkung direkt im Gehirn entfalten, indem sie dort, wie gesagt, vermutlich einen Reset auslösen, eine Wiederherstellung der »Werkseinstellung«. Das kennen Sie von Computern oder elektronischen Geräten. Wenn diese nicht mehr funktionieren, kann man den Stecker ziehen, solch einen Reset auslösen und oft funktioniert danach alles wieder.

Wir gehen davon aus, dass der Druck auf diese Rezeptoren die Ansteuerungsprogramme für die Muskeln wieder normalisieren kann. Das heißt, dass die zu hohen Spannungen heruntergefahren werden und dass Muskeln, die der Körper aus Überlastungsgründen deaktiviert hat, wieder in ihrer normalen Funktion aktiviert werden.

Diese »Umprogrammierung« und die dadurch normalisierten Spannungen der Muskeln können dazu führen, dass weniger oder gar keine Schmerzen mehr ausgelöst werden. Um diesen Vorabeffekt zu bewirken, reicht eine Behandlung meist schon aus.

Ist der Schmerz danach verschwunden oder deutlich gemindert – meist auf keinen oder einen Restschmerz von 0 bis 30 Prozent der Beschwerden vor der Behandlung –, liegt ein deutlicher Hinweis darauf vor, dass die übermäßige muskulär-fasziale Spannung zu großen Teilen an den Schmerzen beteiligt war. Anschließend muss dieser Zustand dauerhaft »im Körper eingebaut« werden: Einige weitere Behandlungen löschen wiederholt die zu hohen Spannungen der Muskeln. Zwei bis fünf Übungen sorgen dafür, dass sich neue muskuläre Ansteuerungsprogramme im Gehirn bilden, durch die sich die Spannungen normalisieren. Mit diesen Übungen ist es möglich, den Gesäßbereich und die Beine dauerhaft schmerzfrei zu halten und den Knorpel des ISG so zu ernähren, dass eine Arthrose verlangsamt oder gestoppt wird. Wenn die Übungen regelmäßig fortgesetzt werden, bleiben viele Patienten dauerhaft schmerzfrei und der physiologische (normale) Verschleiß wird repariert. Mit dieser Vorgehensweise können Sie sich auf völlig natürliche Weise von Ihren Gesäßschmerzen befreien und Ihren ISG-Verschleiß normalisieren.

### GEDULD!

Freuen Sie sich auf eine fast immer hohe Wirksamkeit. Aber seien Sie geduldig mit sich und den Ergebnissen, denn diese Wirksamkeit ist natürlich auch davon abhängig, wie genau Sie die Bereiche finden und mit dem geeigneten Druck versehen. Bei Bedarf suchen Sie einen zertifizierten Liebscher & Bracht-Therapeuten auf und lassen sich die Bereiche zeigen (siehe Seite 118).

## SO WENDEN SIE DIE OSTEOPRESSUR SELBST AN

- Suchen Sie sorgfältig den Bereich, die Linie oder die Fläche, die Sie mit Druck versehen möchten. Sie erkennen den Bereich daran, dass er deutlich schmerzt, wenn Sie daraufdrücken. Je größer Ihr Problem ist, desto empfindlicher sind diese Stellen. Das kann so weit gehen, dass schon die Haut darüber so empfindlich ist, dass Sie nur sehr wenig Druck aushalten können. Sie müssen also bei solchen sehr hohen Empfindlichkeiten noch langsamer und vorsichtiger vorgehen. Es ist nicht so, dass ein bestimmter Druck nötig ist, um den therapeutischen Effekt zu erreichen. Ausschlaggebend ist nur, dass Sie einen Behandlungsschmerz erzeugen, der für Sie gut zu ertragen, aber dennoch präsent spürbar ist. Am besten versuchen Sie, möglichst nah an Ihrer Schmerzgrenze zu üben.
- Der Behandlungsschmerz tut weh, aber seine Qualität ist eher trocken, klar, objektiv und funktionell. Er ist nicht heiß, quälend, stechend, zuckend, pulsierend, pochend oder belästigend. Natürlich ist das auch immer abhängig von der Intensität. Ab einer gewissen Stärke wird jeder Schmerz zunehmend quälend und belästigend. Wenn Sie vorsichtig beginnen zu drücken, werden Sie spüren und nachvollziehen können, was wir meinen.
- Wenn der Schmerz pochend ist oder Sie Puls spüren, sind Sie auf oder in der Nähe eines Gefäßes und müssen die Stelle so lange wechseln, bis das Pochende und Pulsierende nicht mehr zu spüren ist. Deswegen suchen und spüren Sie den Punkt erst mit den Fingern und setzen dann, wenn Sie sicher sind, den Drücker mit der passenden Spitze auf. Immer wenn Sie unsicher sind, lassen Sie solche Punkte einfach aus – die restlichen erzeugen meist noch genügend Gesamtwirkung.
- Beginnen Sie immer sehr vorsichtig mit der weichsten Version des in der Anleitung zuerst genannten Drückeraufsatzes (weiche Aufsätze separat bestellbar). Wechseln Sie erst zu festeren Aufsätzen, wenn Sie den Punkt »kennengelernt« haben und diese brauchen, um möglichst nah an Ihre Schmerzgrenze zu kommen.
- Beginnen Sie mit dem Bereich, der in der Anleitung (ab Seite 60) angegeben ist. Handelt es sich um eine Fläche oder um eine Linie, dann suchen Sie zunächst den empfindlichsten Bereich darauf und beginnen bei diesem.
- Wenn Sie die richtige Intensität gefunden haben, halten Sie die Druckstärke stabil

> **BITTE BEACHTEN SIE:**
> Wir zeigen die Osteopressur für Gesäßschmerzen an der linken Seite. Möchten Sie die andere Seite drücken, übertragen Sie die Anleitung einfach entsprechend.

und warten. In den meisten Fällen wird der empfundene Schmerz mehr oder weniger schnell geringer. Das dauert normalerweise etwa 20 bis 40 Sekunden.
- Dann drücken Sie fester oder ändern den Winkel geringfügig. Bei Flächen oder Linien versuchen Sie, ob Sie in der direkten Umgebung höhere Empfindlichkeiten finden. Meist können Sie die Intensität dann wieder erhöhen.
- Dies wiederholen Sie 2- oder 3-mal, bis Sie merken, dass es schwieriger wird, noch einen deutlichen Schmerz auszulösen. Wenn der angegebene Bereich »nichts mehr hergibt«, dann sind Sie dort fertig.
- Drücken Sie möglichst die Bereiche mit der höchsten Empfindlichkeit, denn diese betreffen die Muskeln, die den meisten Überlastungsstress haben. Sie müssen nicht alle sechs Bereiche während einer Selbstbehandlung drücken.
- Testen Sie die verschiedenen angebotenen Varianten, um zu fühlen, welche bei Ihnen am besten funktioniert. Wichtig ist nicht die Art der Variante, sondern dass Sie den Punkt gut treffen können.
- Bleiben Sie beim Drücken entspannt! Es gibt nämlich eine kleine Herausforderung bei der Osteopressur: Einerseits möchten Sie Spannungen herunterregeln, andererseits kann es sein, dass Sie bei bestimmten Bereichen etwas Kraft zum Drücken aufbringen müssen. Wählen Sie deshalb immer die Variante, die Sie insgesamt am wenigsten anstrengt.
- Sie sollten sich nicht öfter als alle 1 bis 2 Tage drücken. Wenn Sie sich anfangs täglich drücken möchten, sollten Sie die Bereiche wechseln. Wenn sich alles eingespielt hat, können Sie sich 2- bis 3-mal in der Woche drücken.
- Für Ihre Schmerzfreiheit brauchen Sie nur die Seite zu behandeln, die wehtut. Wenn Sie möchten, können Sie aber auch die nicht betroffene Seite behandeln. Auch diese Hüfte und Gesäßhälfte können sich hinterher freier und leichter anfühlen. Eventuell erreichen Sie dadurch sogar eine Verbesserung auf der betroffenen Seite.

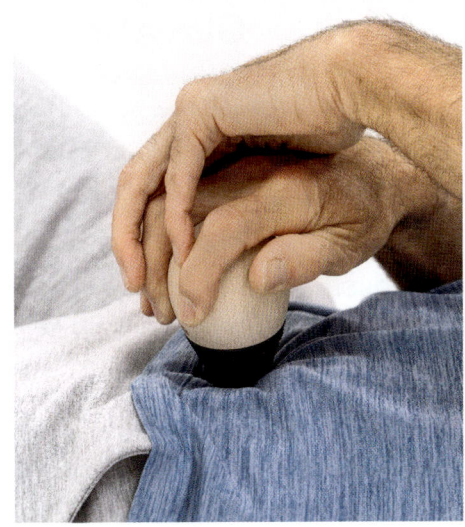

*Der Kugelgriff macht das dosierte Drücken leicht, weil die Kraft der Arme gezielt eingesetzt werden kann.*

# GESÄSS UND KREUZBEIN

*Dies ist meist der Schlüsselbereich für eine akute Schmerzlinderung. Hier ist die muskulär-fasziale Spannung oft besonders hoch, was zu Überlastungsschmerzen führen und den Ischias einengen kann.*

## GRUNDBEHANDLUNG

Der erste Osteopressur-Bereich ist die gesamte hintere Fläche des Beckens und Kreuzbeins. Um ihn zu erreichen, müssen Sie eine Drucksäule durch die Gesäßmuskulatur hindurch aufbauen. Das bedeutet, Sie müssen hier viel Druck ausüben, denn eine große Schicht an Muskeln, Faszien und Fett liegt auf dem Beckenknochen, wo der Druck ankommen soll.

Am Kreuzbein ist das deutlich einfacher, denn Sie können den Knochen viel direkter erreichen, weil nur wenig Gewebe darüberliegt.

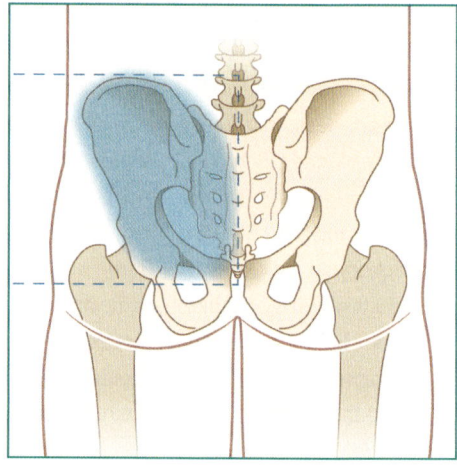

*Drücken Sie empfindliche Stellen in diesem Bereich senkrecht von unten beziehungsweise hinten.*

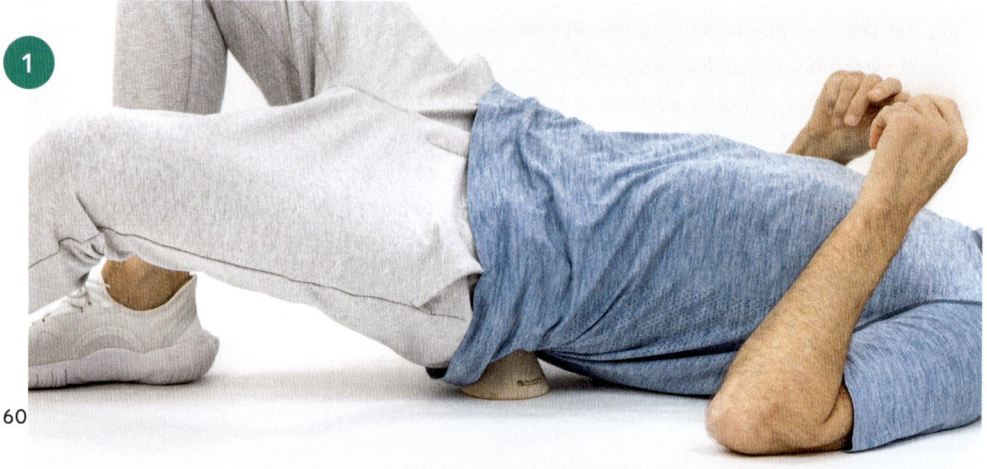

# DIE OSTEOPRESSUR GEGEN GESÄSSSCHMERZEN

- Ertasten Sie den oberen Rand des Beckens und dann die Steißbeinspitze – damit haben Sie die Ober- und Unterkante des Bereichs, in dem Sie drücken. Nach innen wird der Bereich durch die Mittellinie des Kreuzbeins begrenzt.
- Testen Sie, bevor Sie mit der Osteopressur beginnen, die ganze Fläche auf Empfindlichkeiten. Dort, wo diese am höchsten sind, beginnen Sie mit dem Drücken. Nach kurzer Zeit werden Sie gut einschätzen können, wann der gesamte Bereich genügend »abgearbeitet« ist.
- *In Rückenlage mit Kegelhalter und Flachspitze – oder mit Rundspitze*, wenn die Empfindlichkeit es zulässt: Platzieren Sie den Kegel entsprechend und legen Sie sich vorsichtig darauf. Wenn nötig, drehen Sie Ihr Becken so, dass Sie die empfindlichen Stellen besser erreichen. (1)

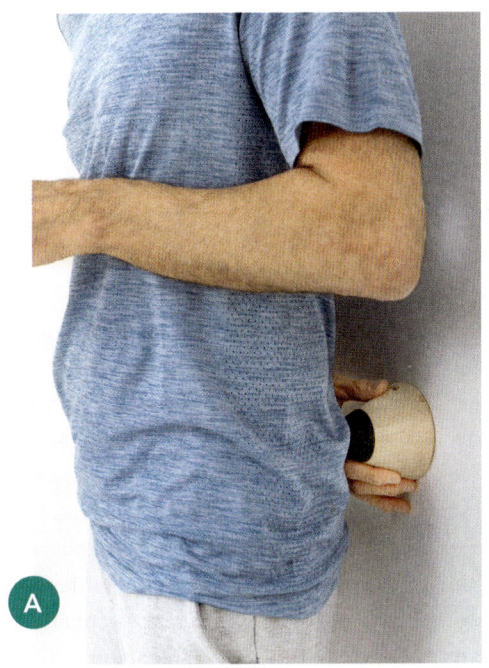

## VARIANTE A

Wenn Sie den Druck im Liegen (noch) nicht dosieren können:

- *An der Wand stehend mit Kegelhalter und Rundspitze – oder mit Flachspitze*, wenn trotz stehender Position die Empfindlichkeit zu hoch ist: Halten Sie den Drücker so an die Wand, dass Sie die empfindlichen Punkte erreichen. Lehnen Sie sich vorsichtig dagegen. Wenn Sie an empfindlichen Punkten sind, drehen, beugen oder strecken Sie sich, bis die Intensität richtig ist.

### DAS BRAUCHEN SIE FÜRS DRÜCKEN

- 10 bis 15 Minuten Zeit und Ruhe, je nach den Bereichen, die Sie drücken möchten.
- Einen Platz auf einer weichen Unterlage (Matte, Teppich, Decke), eine Wand, an die Sie sich lehnen können, und einen Stuhl oder ein anderes Sitzmöbel.
- Ihr Drücker-Set oder ein alternatives Hilfsmittel wie ab Seite 52 beschrieben.

# AUSSENSEITE DER HÜFTE

*Von diesem Bereich aus können wir die Außenseite des Oberschenkels entspannen und Schmerzen im Bein reduzieren, die oft mit Ischiasschmerzen verwechselt werden.*

## GRUNDBEHANDLUNG

Der etwa zwei bis vier Daumenbeeren große Bereich liegt seitlich am Becken auf der Höhe des Hüftstachels – das ist die Knochenspitze, die im Geldtäschchen der Jeans zu spüren ist. Während man bei Menschen mit entspanntem Gewebe eine Vertiefung spürt, in die man »eintauchen« kann, steht bei verspannten und muskulösen Sportlern oft ein Muskelwulst hervor, an dem der Drücker leicht abrutschen kann, wenn man die Position nicht entsprechend hält.

- Ertasten Sie mit den Fingern Ihren Hüftstachel. Wandern Sie dann weiter zur Außenseite, bis Sie den kleinen empfindlichen Bereich spüren.
- Achten Sie darauf, dass Ihr Bein während des Drückens nicht belastet ist, denn dann würden sich die Muskeln so fest anspannen, dass Sie keine Chance mehr haben, bis zum Knochen durchzudringen.
- *In Seitenlage mit Kegelhalter und Flachspitze – oder mit Rundspitze*, wenn die Empfindlichkeit nicht zu hoch ist: Platzieren Sie den Kegelhalter auf dem Boden und lassen Sie sich vorsichtig mit dem empfindlichen Punkt auf dem Drücker nieder. (1)

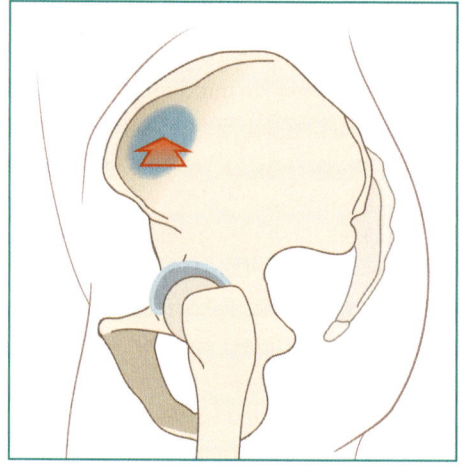

*Drücken Sie vorsichtig genau von der Seite.*

### »FALSCHER« ISCHIAS

Dieser Bereich ist Ursprung häufiger Fehldiagnosen bezüglich des Ischias. Der dazugehörige Muskel verursacht Schmerzen, die an der Beinaußenseite vom seitlichen Becken bis über die Knie hinunterziehen. Manchmal wird fälschlicherweise angenommen, der Ischias wäre verantwortlich. Die Ischiasschmerzen sind allerdings in der Beinrückseite.

# DIE OSTEOPRESSUR GEGEN GESÄSSSCHMERZEN

Stellen Sie zuvor sicher, dass Sie dazu in der Lage sind, Ihr Körpergewicht sicher zu halten, damit Sie den Druck sehr langsam und dosiert steigern können.

## VARIANTE A

- *An der Wand stehend mit Kegelhalter und Rundspitze – oder mit Flachspitze,* falls Sie sonst zu leicht abrutschen: Halten Sie den Drücker so an die Wand, dass Sie den Bereich gut erreichen. Lehnen Sie sich dann vorsichtig dagegen, bis die Intensität stimmt.

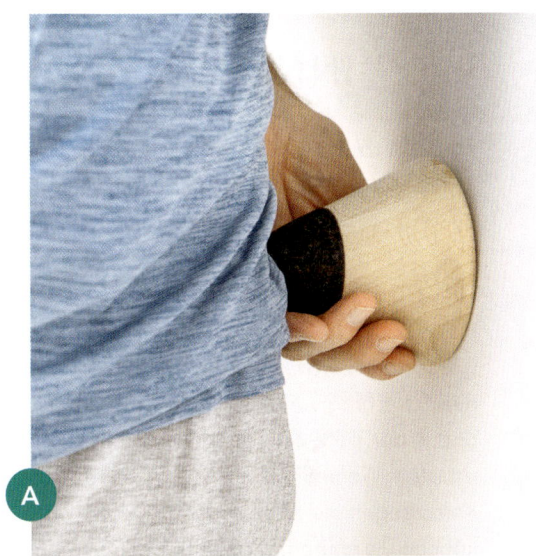

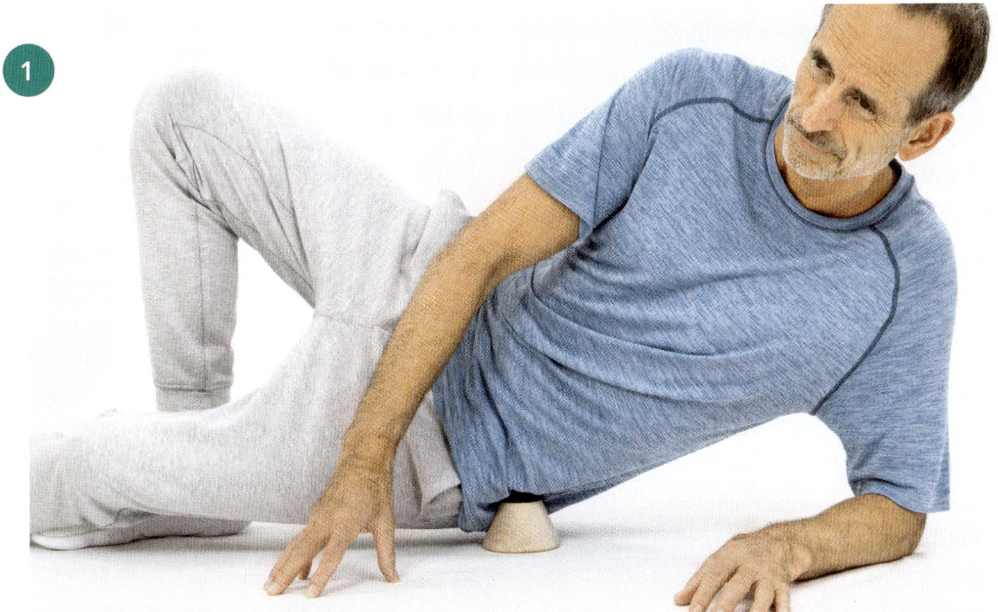

# INNENSEITE DER OBERSCHENKEL

*Dieser Bereich ist sehr empfindlich. Sie beeinflussen hier vor allem den Hüftbeuger, dessen »Verkürzung« dazu führt, dass sich am Gesäß starke Gegenspannungen aufbauen.*

## GRUNDBEHANDLUNG

Innen neben dem Oberschenkelstrecker (Quadrizeps), etwa in Höhe des Schritts, können Sie schräg von innen eine »Muskellücke« und in der Tiefe eine schmerzhafte Stelle ertasten. Wenn Sie nun die Innenseite Ihres Knies gegen die andere Hand spannen, können Sie spüren, wie die Schenkelanzieher (Adduktoren) dick anschwellen. Genau dort, wo dieses Anschwellen beginnt, ist die Lücke zum Oberschenkelmuskel.

- Suchen Sie dort eine Stelle, wo Sie keinen Puls spüren (siehe Hinweis rechts).
- Lassen Sie sich bei diesem Bereich viel Zeit, bis Sie »das Gelände« sicher erkundet haben.

Solange Sie sich nicht sicher sind, lassen Sie diesen Bereich lieber aus. Sie können sich trotzdem erfolgreich selbst helfen, da die anderen Osteopressur-Bereiche, die Übungen und die Faszien-Rollmassage noch genug Wirkung entfalten können.

Sie können auch eine nach Liebscher & Bracht ausgebildete Therapeutin oder einen Therapeuten aufsuchen, die oder der Ihnen gern alle Bereiche zeigt, erklärt und darauf achtet, dass Sie die richtige Stelle behandeln.

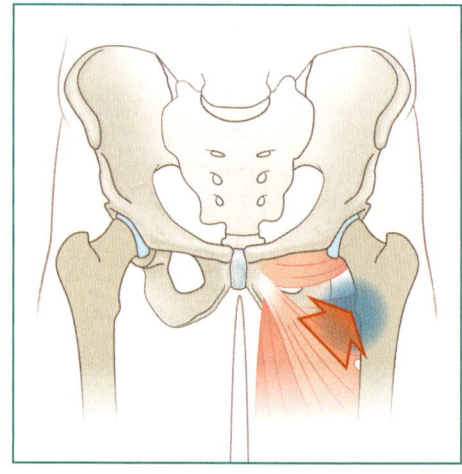

*Drücken Sie vorsichtig halb schräg von vorn und innen.*

## ACHTUNG: BLUTGEFÄSSE!

Tasten Sie sich vorsichtig und in Ruhe an diesen Bereich heran. Fühlen Sie immer erst mit dem Finger, ob der Puls zu spüren ist, und ändern Sie so lange die Position, bis Sie kein Pochen mehr wahrnehmen. Achten Sie auch darauf, dass der Druckschmerz sich nicht brennend anfühlt.

## DIE OSTEOPRESSUR GEGEN GESÄSSSCHMERZEN

- *In Seitenlage auf den Unterarm gestützt, mit Kugelgriff und Rundspitze oder Spitze:* In dieser Position können Sie das zu drückende Bein schön ablegen. Wenn Sie die richtige Stelle ertastet haben, setzen Sie den Drücker an. Stellen Sie immer wieder sicher, dass dort, wo Sie drücken, kein Puls zu spüren ist. (1)

### VARIANTE A
- *Im Sitzen:* Diese Haltung ist entspannter und Sie können das Knie leichter so lange gegenspannen, bis Sie den richtigen Bereich gefunden haben.

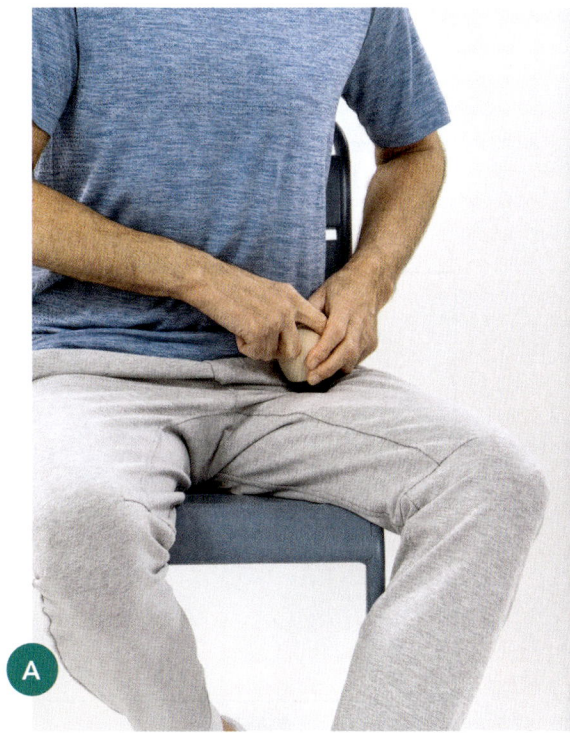

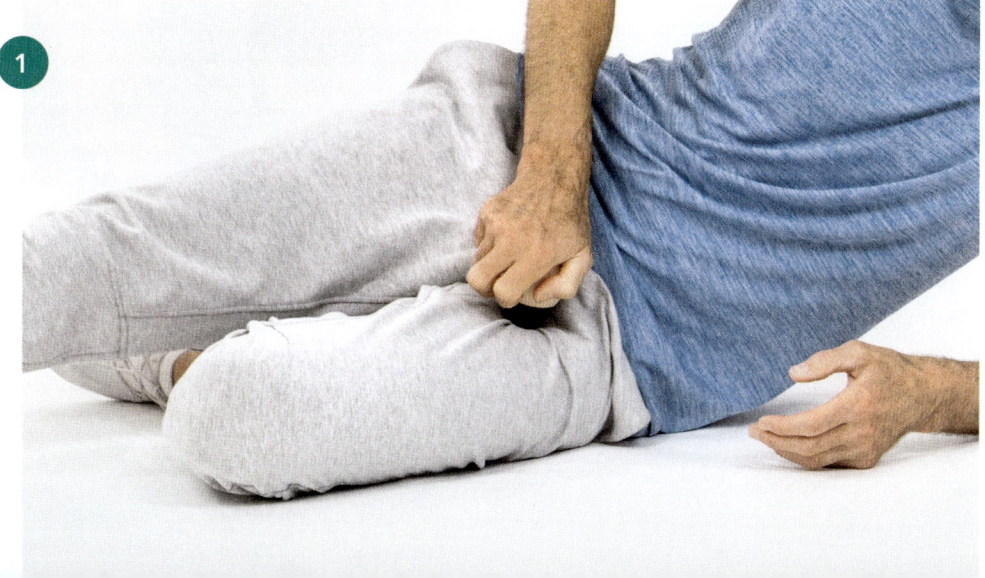

# VORDERSEITE DER HÜFTE

*Dieser Bereich schafft meist große Erleichterung für den unteren Rücken, die Hüfte und das Knie. Es lohnt sich, so lange zu üben, bis Sie ihn sicher und schnell finden können.*

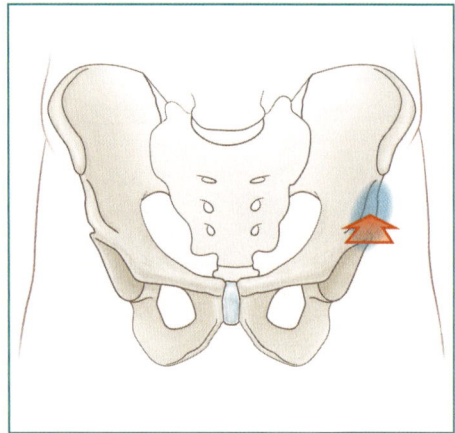

*Drücken Sie vorsichtig direkt von vorn.*

## GRUNDBEHANDLUNG

- Ertasten Sie Ihren Hüftstachel. Suchen Sie ausgehend von ihm einen Bereich, der sich unter der Haut wahrnehmbar aufwölbt und deutlich druckempfindlicher ist. Er liegt etwa 2 bis 3 Zentimeter unter dem Hüftstachel, bei Frauen bis zu 2 Zentimeter weiter nach innen, bei Männern bis zu 1 Zentimeter. Bitte beachten Sie, dass das Durchschnittswerte sind.
- *Stehend mit Kegelhalter und Rundspitze – oder mit Flachspitze*, falls die Stelle zu empfindlich ist: Ertasten Sie diesen Bereich, platzieren Sie den Drücker entsprechend an der Wand und drücken Sie von vorn auf diese empfindliche Stelle, indem Sie sich vorsichtig dagegenlehnen. (1)

## VARIANTE A

- *In Rückenlage mit Kugelgriff und Rundspitze:* Platzieren Sie den Drücker an der richtigen Stelle und drücken Sie mit beiden Händen senkrecht von oben nach unten.

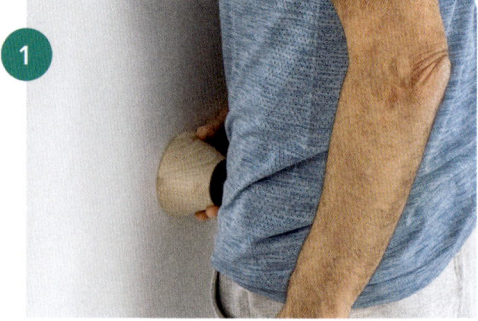

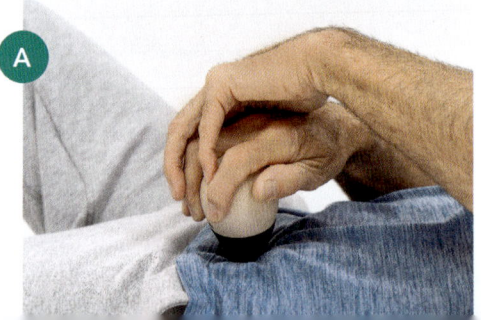

DIE OSTEOPRESSUR GEGEN GESÄSSSCHMERZEN

# SITZBEIN

*Hier ist der Ursprung der ischiocruralen Muskelgruppe, drei Beinbeugern, die oft viel zu unnachgiebig sind und den Ischias hinten am Oberschenkel komprimieren können.*

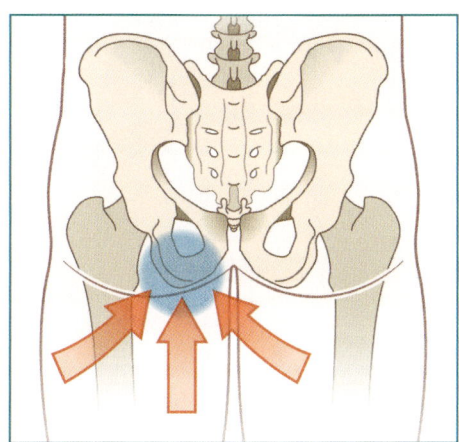

Drücken Sie vorsichtig von hinten unten rund um den Sitzbeinhöcker.

## VARIANTE A

Wenn Sie den Druck durch Ihr Gewicht (noch) nicht fein genug dosieren können:
- *Im Stehen mit Kegelhalter und Rundspitze oder Flachspitze:* Platzieren Sie den Drücker in der richtigen Höhe an der Wand, beugen Sie sich vor und lehnen Sie sich vorsichtig nach und nach mit dem Bereich rund um den Sitzbeinknochen dagegen.

## GRUNDBEHANDLUNG

- Greifen Sie, während Sie aufrecht sitzen, mit einer Hand unter Ihr Gesäß und ertasten Sie den Knochen, auf dem Sie sitzen: den Sitzbeinhöcker. Die Beugermuskeln entspringen, vereint in einer großen Faszie, diesem tiefsten Bereich des Sitzbeinknochens. Suchen Sie um ihn herum die empfindlichsten Stellen zum Drücken.
- *Im Sitzen mit Kegelhalter und Rundspitze oder Flachspitze:* Drücken Sie in verschiedenen Winkeln auf diesen Bereich. (1)

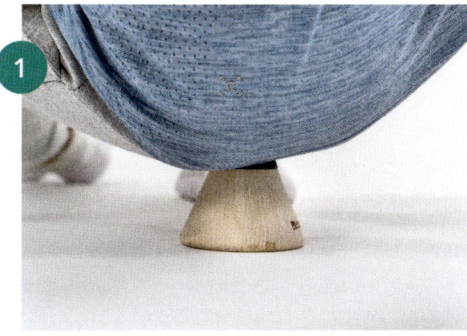

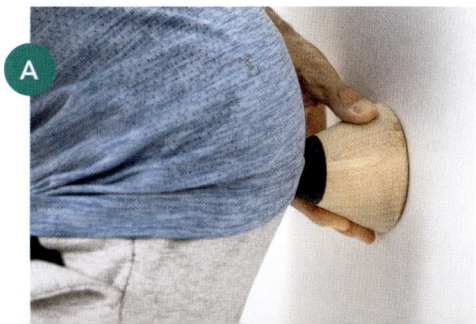

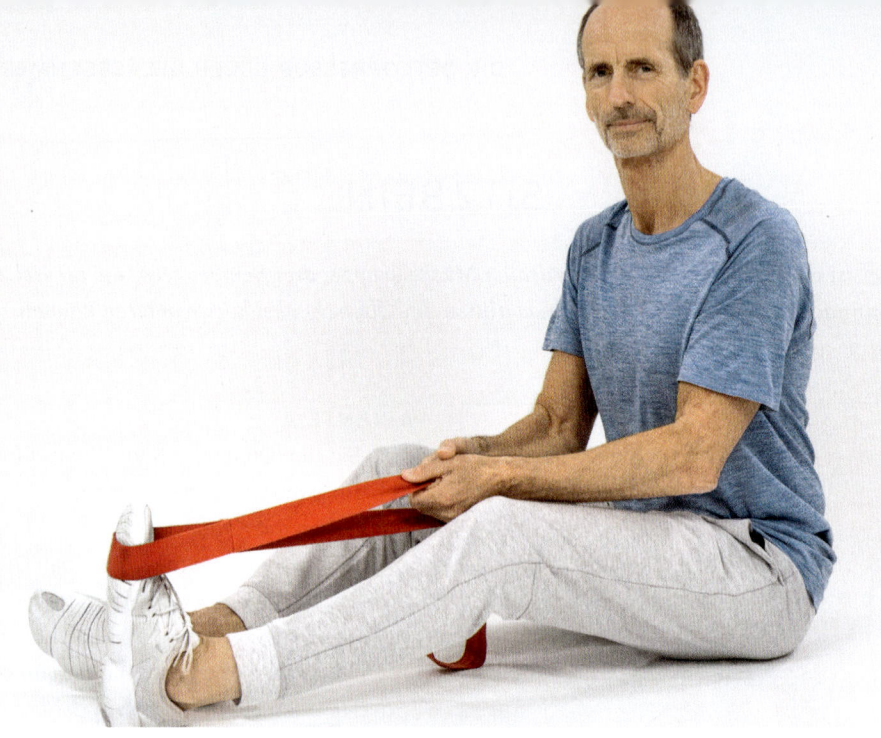

# DIE LIEBSCHER & BRACHT ÜBUNGEN®

Wir bekommen meist deshalb Schmerzen im Gesäßbereich, Ischialgien, ISG-Syndrome oder Überreizungen des Piriformismuskels, weil wir uns zu einseitig bewegen, weil wir zu viel stehen, gehen und sitzen, ohne dies auszugleichen. Als biomechanische Folge verspannen sich Muskeln und Faszien, werden immer unflexibler, wodurch zu große Kräfte entstehen. Ausgleichen bedeutet, dass wir eine Hauptursache für die reaktiven Anspannungen im Gesäßbereich beheben, also die nach vorn ziehenden Hüftbeuger wieder lang und flexibel machen. Ist diese grundlegende Schmerzursache beseitigt, können sich die Überspannungen hinten, die den Ischias abklemmen oder einengen und das ISG zu stark und im falschen Winkel überbelasten, wieder abbauen und normalisieren.

## DAZU DIENT DAS TRAINING

Es gibt eine natürliche Möglichkeit, die Fehlentwicklung zu stoppen und umzukehren: das Dehnen und Flexibilisieren der Muskeln und Faszien. Ebenso müssen die vom Gehirn gesteuerten Spannungen der Muskelfasern wieder normalisiert werden. Beides geschieht durch unsere Übungen und deren speziellen Aufbau. Sie enthalten passive Dehnung, isometrisches Krafttraining im endgradigen Bereich, also im maximal erreichbaren Gelenkwinkel, sowie aktive Dehnung.

- Die **passive Dehnung** zieht einfach nur die Muskeln und Faszien rund um Hüfte und ISG auseinander, damit der zu große Druck so schnell wie möglich aus dem ISG und vom Ischias weggenommen wird.
- Das **isometrische Gegenspannen** trainiert die Kraft in genau den Gelenkwinkeln, in denen die Muskeln zu schwach sind, und verbessert die Ansteuerung in diesen Winkeln. Auch wenn das beim ISG kaum merklich ist, kann es sich doch dadurch in seiner bestmöglichen Geometrie bewegen. Gleichzeitig entfernt das isometrische Üben Anspannungsknoten (Triggerpunkte) aus den Muskeln.
- Die **aktive Dehnung** ist ein »Nerven-Gehirn-Training«. Es sorgt für eine gute Abstimmung zwischen denjenigen Muskeln, die sich zusammenziehen, und denen auf der Gegenseite, die nachgeben müssen. Das verbessert die Bewegungsgeometrie noch einmal in anderen Winkeln. Nur durch aktives Ansteuern können die im Gehirn abgelegten Bewegungsprogramme zur Muskelansteuerung optimiert und neue Muskelprogramme installiert werden.

Die Übungen kräftigen, was zu schwach ist, dehnen und flexibilisieren, was zu stark zieht und zu angespannt ist, und sorgen zugleich für Bewegungsleichtigkeit und gute Gelenkführung. Im Gegensatz zu bestimmten Formen des Krafttrainings führen unsere Übungen nicht zu muskulärer Verkürzung oder faszialer Verfilzung und damit zu keiner zusätzlichen Erhöhung der Muskelspannung. Im Gegenteil.

## DAS BESONDERE AN UNSEREN ÜBUNGEN

Unsere Übungen basieren auf meiner (Rolands) über 50-jährigen Kampfkunsterfahrung. Ohne diese Erfahrung hätten sie nie entwickelt werden können. Einige grundlegende Erkenntnisse daraus machen die Übungen einzigartig, was man ihnen aber zunächst nicht ansieht, da viele oberflächlich betrachtet wie geläufige Dehnungsübungen aus der Gymnastik oder dem Yoga wirken.

### Die Übungszeit

Die meisten Menschen dehnen zu kurze Zeit. Meist liest man von nur 7, 15 oder 20 Sekunden Dehnungszeit, die einige Male hintereinander wiederholt werden soll. Unserer Erfahrung nach ist das viel zu kurz, was durch die

**WIE VIEL ZEIT EINPLANEN?**

Planen Sie für Ihre Dehnübungen 6-mal pro Woche etwa 10 bis 15 Minuten ein. Wenn Sie merken, dass Sie mit einer Viertelstunde nicht hinkommen, etwa weil zu Beginn der Positionswechsel zu lange dauert, dann verteilen Sie die Übungen auf 2 Tage, üben also jede nur 3-mal pro Woche. Sie können auch die wichtigsten 6-mal wöchentlich machen und andere, die Ihnen leichter fallen, nur 3-mal wöchentlich.

Je länger Sie die Übungen praktizieren, desto sicherer werden Sie in Ihrer Einschätzung, was für Sie am besten ist.

Forschung weitgehend bestätigt wird.[60] Denn die Faszien, um die es geht, beginnen erst nach 30 Sekunden nachzugeben, »zu fließen«, wie die Faszienforscher sagen. Deswegen dehnen wir mindestens 2 bis 2,5 Minuten lang. Nur bestimmte Yogasysteme dehnen so lange oder noch bedeutend länger, was wir aber nicht praktizieren, da das Verhältnis zwischen eingesetzter Zeit und Dehnungseffekt spätestens ab 3 Minuten immer uneffizienter wird. Dies ist ein wichtiger Faktor, der unsere Übungen überhaupt erst alltagstauglich für die meisten Menschen macht, da Zeitknappheit oft der stärkste Grund ist, Übungen solcher Art nicht regelmäßig zu praktizieren.

## Die Intensität

So gut wie alle Dehnungssysteme, vor allem solche, die mit Patienten oder Schmerzpatienten arbeiten, empfehlen, die Dehnung nicht weiter zu steigern, sobald das Dehnungsgefühl in leichten Schmerz umschlägt. Das kann in bestimmten Fällen durchaus gerechtfertigt sein.

Wir vermuten, dass dies damit zusammenhängt, dass man befürchtet, den Körper zu überfordern, vielleicht sogar zu schädigen oder zu verletzen. Die Konsequenz daraus ist, dass zu unterschwellig trainiert wird. Die Reizsetzung ist zu gering, als dass man damit den Körper animieren könnte, seine Fähigkeit zur Umstrukturierung vollständig zu nutzen. Die Ergebnisse sind nicht nur schlechter, sie sind minimal im Vergleich zu unserer Vorgehensweise, einen deutlich wahrnehmbaren Schmerz auszulösen, der aber unterhalb der Grenze zur Überforderung bleibt und gerade noch gut zu ertragen ist.

Die bei der Osteopressur beschriebenen Intensitäten (siehe Seite 58) gelten für unsere Übungen genauso.

## Die Details

Es gibt Hunderte oder gar Tausende Dehnübungen dieser Art. Sie alle sind für ganz bestimmte Anforderungen optimiert. Bei den meisten Systemen zielten die Entwickler auf die Dehnung bestimmter Muskeln. Heute gibt es Systeme, die bestimmte Faszienlinien aufdehnen möchten. Je nach Sportart wird ein bisschen anders gedehnt, um für genau diese Sportart fit zu sein.

Im traditionellen Yoga geht es darum, blockierte Nadis – die Energieleitbahnen des ayurvedischen Meridiansystems – frei zu machen beziehungsweise sie so »energetisch kurzzuschließen«, dass die spirituelle Entwicklung unterstützt wird. Man könnte auch sagen, dass der Energiefluss in Körper und Geist angeregt werden soll, um die Entwicklung des Bewusstseins zu unterstützen. Unsere Zielsetzung wiederum ist eine völlig andere. Wir möchten Gelenkwinkel, die vor allem durch 27 Engpässe im ganzen Körper nur noch eingeschränkt benutzt werden können, wieder »gängig machen«. Wir dehnen also rein funktionell. Deswegen ist die genaue Ausführung nach unseren exakten Anweisungen so fundamental wichtig. Ob wir dabei mehr die Muskel-, Faszien- und Sehnenstrukturen, Nerven oder Energieleitbahnen dehnen, ist nebensächlich. Hauptsache, es wird exakt der Gelenkwinkel, der eingeschränkt ist, wieder beweglich und dieser Engpass beseitigt.

> **SICHERHEITSMASSNAHMEN**
>
> Sind Sie noch unsicher, ob manche Übungen eventuell eine Überforderung für Ihren Körper und Ihre Knie sein könnten? Dann lesen Sie bitte noch einmal die Sicherheitsmaßnahmen ab Seite 45.

Ziel ist also die Wiederherstellung einer möglichst hohen Beweglichkeit – mit dem Resultat der Schmerzfreiheit und der leichtgängigen, verschleißfreien, uneingeschränkten Bewegung bis ins höchste Alter.

Natürlich sind unsere Übungen mit allen anderen Dehnübungen kombinierbar und sorgen dann dafür, dass etwaige Einseitigkeiten der anderen Systeme, Sportarten oder des Alltags, die zu Gesäßschmerzen führen könnten, ausgeglichen werden.

## Die Kombination der Übungen

Mit nur 27 Grundübungen gelingt es uns oft, den Körper von Kopf bis Fuß – wir sagen immer: von spannungsbedingter Migräne bis Fersensporn – schmerzfrei zu halten. Jede der Übungen erfüllt eine bestimmte Aufgabe und je nach Schmerz werden zwei bis fünf Übungen so kombiniert und Varianten so ausgewählt, dass die bestmöglichen Ergebnisse in der kürzestmöglichen Zeit erreicht werden können.

Dieses System zu entwickeln war nur möglich, weil ich über einige Jahrzehnte unterschiedliche Kampfkünste trainiert habe, die immer verschiedene Beweglichkeiten verlangen. Und da meine Zeit knapp war, wollte ich auf möglichst effiziente Weise vorankommen. Chronischer Zeitmangel ist unserer Einschätzung nach der größte Hinderungsgrund, der Dehnung die Aufmerksamkeit zu schenken, die eigentlich dringend notwendig wäre, um vor allem Schmerzen zu verhindern.

## Die Parallelentwicklung der Übungen und der Osteopressur

Der andere Faktor, ohne den dieses Übungssystem nicht hätte entwickelt werden können, war der dauernde Abgleich mit unseren Erfahrungen mit Schmerzpatienten in den letzten 35 Jahren. Denn die Osteopressur entstand ja zeitgleich mit den Übungen. Eines wäre ohne das andere niemals möglich gewesen.

## Der wichtigste Grundsatz des Übens: Konsequenz

Machen Sie es sich bitte noch einmal bewusst: Gesäßschmerzen, Piriformis-Syndrome, ISG-Blockaden und oft auch Ischialgien entstehen gemäß unserem Erklärungsmodell, weil die Anspannungen der Muskeln rund ums Iliosakralgelenk immer höher und die Faszien immer unnachgiebiger werden. Dieser Prozess kann Jahre oder gar Jahrzehnte dauern. Erst nach dieser »Vorbereitungszeit« werden die Kräfte so groß, dass die Rezeptoren Alarm schlagen. Denn es droht ein Verschleiß, der so groß ist, dass der Körper mit dem Reparieren nicht mehr nachkommen würde oder plötzliche Schädigungen immer wahrscheinlicher werden, etwa immer größere Durchlassbehinderungen für den Ischias, Arthrose im ISG oder andere Schäden, die zu Reparaturarbeiten (Entzündungen) führen. Wird die Spannung durch unsere Therapie so gemindert, dass der Körper diese Schmerzen abschalten kann, ist noch längst nicht alles in bester Ordnung. Dann kommt es darauf an, die Übungen unvermindert weiterzumachen, vielleicht irgendwann nicht mehr täglich, aber einige Male pro Woche und schließlich noch einmal wöchentlich. Letztendlich kommt es in erster Linie darauf an, wie stark der Input an spannungserhöhenden oder flexibilitätsmindernden Einflüssen in Ihrem Bewegungsalltag ist.

Aber eines ist wichtig zu wissen: Irgendwann mit den Übungen wieder aufzuhören, weil Sie schmerzfrei sind, wäre ein großer Fehler. Doch keine Sorge: Bei Bedarf wird Ihr Körper Sie auch in diesem Fall ans Üben erinnern – mit zurückkehrenden Schmerzen. ☺

### LÖST DAS ÜBEN DEN BEKANNTEN SCHMERZ AUS?

Der Dehnungsschmerz kann sich ähnlich anfühlen wie der Schmerz, den Sie eigentlich loswerden wollen. Die normale Reaktion ist, zu denken: »Oh, das schadet mir!« Wenn Sie unsicher sind, holen Sie sich gerne Rat beim Arzt Ihres Vertrauens oder einem unserer Therapeuten. Haben Sie grünes Licht und lösen Sie dann beim Dehnen den bekannten Schmerz aus, ist das meist ein gutes Zeichen. Es kann nämlich bedeuten: Jetzt »ziehen« Sie exakt am Engpass, an der verkürzten Struktur, damit diese wieder flexibler wird.

## SO FÜHREN SIE DIE ÜBUNGEN AUS

Zunächst beschreibe ich Ihnen jede Übung in der kompletten Ausführung in drei sich teilweise wiederholenden Übungsschritten.

### Schritt 1 – Dehnen

- Nachdem Sie in die beschriebene Position gegangen sind, dehnen Sie sich passiv langsam immer mehr, bis Sie auf dem noch positiven Schmerzlevel angekommen sind (Passivdehnung). Atmen Sie dabei möglichst tief und bewusst ein und aus.
- Wenn das Dehnungsgefühl nachlässt, weil Ihre Muskeln und Faszien nachgeben, steigern Sie – am besten jeweils beim Ausatmen – nach und nach die Dehnung, sodass Sie immer knapp unterhalb Ihrer Grenze bleiben.
- Dehnen Sie sich so 30 Sekunden lang.

### Schritt 2 – Gegenspannen

- Anschließend spannen Sie für 10 Sekunden zunehmend so stark wie möglich mit Ihren Muskeln gegen die Dehnung an, und zwar genau dort, wo Sie den Dehnungsschmerz am meisten spüren. Dieses Gegenspannen soll als Maximalkrafttraining ausgeführt werden, da die Ergebnisse desto besser sind, je größer die Kraft ist, mit der Sie gegenspannen. Der einzige Grund, das Gegenspannen zu begrenzen, wäre, dass der Schmerz über Ihre Grenze gehen würde. Beim Gegenspannen darf keine Bewegung stattfinden – das nennt man isometrisch.
- Dann dehnen Sie sich für 20 Sekunden weiter, wobei Sie wieder – während Sie die Dehnung konsequent weiter steigern – darauf achten, in der Effizienzzone zu bleiben.
- Dieses Gegenspannen mit dem anschließenden Vertiefen der Dehnung wiederholen Sie noch 2-mal.

> **BEIDSEITIG ÜBEN? WOCHEN, MONATE, JAHRE …?**
>
> Absolvieren Sie die Übungen vor allem mit der betroffenen Seite. Wenn Sie beidseitig Gesäßschmerzen haben, üben Sie auf beiden Seiten. Tut eine Seite mehr weh als die andere, beginnen Sie mit der schlimmeren Seite und üben so lange, bis beide Seiten etwa auf gleichem Niveau sind. Dann machen Sie beidseitig weiter – nicht nur, bis beide Seiten schmerzfrei sind, sondern solange Sie Ihre Bewegungsgewohnheiten beibehalten. Denn wenn Sie diese nicht ändern, dürfen Sie auch die Übungen nicht ändern. Nur wenn Sie Ihre Sportart wechseln, von einem Auto mit Schaltgetriebe auf Automatik wechseln oder statt im vierten Stock im Erdgeschoss wohnen, könnte es nötig sein, Ihre Übungen zu ändern. Die Handlungsanweisung liefert Ihnen Ihr Körper – mit Schmerzen.

## Schritt 3 – Aktivdehnung in derselben oder in einer neuen Position

- Anschließend nehmen Sie die veränderte Position ein.
- Oder Sie lassen die Schlaufe oder Ihren Körper los und ziehen sich für 10 Sekunden mit Ihrer eigenen maximalen Muskelkraft aktiv in die Dehnung (Aktivdehnung).

## Sanftere Vorstufen

Je nach Ihrem Zustand und abhängig davon, wie gewohnt körperliche Übungen solcher Art für Sie sind, kann es sein, dass die komplette Übungsabfolge zu Beginn noch zu anspruchsvoll ist. Nachfolgend finden Sie deswegen einige Vorstufen, die auch schon deutliche Wirkungen entfalten können, aber wesentlich einfacher durchzuführen sind.

- **Einfachste Ausführung:** Gehen Sie in die beschriebene Position und dehnen Sie sich über einen Zeitraum von 2,5 Minuten zunehmend passiv. Im Grunde weiten Sie Schritt 1 der kompletten Ausführung auf diesen längeren Zeitraum aus.
Während dieser Übungszeit atmen Sie möglichst tief ein und aus und steigern – vorzugsweise beim Ausatmen – die Dehnung immer weiter. Bleiben Sie beim Intensitätsgrad knapp unter Ihrer Grenze.
- **Zweite Vorstufe:** Üben Sie Schritt 1 für 1 Minute. Machen Sie dann Schritt 2, spannen Sie aber mit steigender Kraft nicht nur 10 Sekunden, sondern 30 Sekunden lang zunehmend dagegen. Steigern Sie die Dehnung anschließend noch einmal für 1 Minute zunehmend. Achten Sie wie immer darauf, noch ruhig atmen zu können.
- **Dritte Vorstufe:** Beginnen Sie wie in der zweiten Vorstufe mit Schritt 1 für 1 Minute. Machen Sie dann Schritt 2 und spannen Sie mit steigender Kraft 30 Sekunden lang zunehmend dagegen. Steigern Sie die Dehnung anschließend noch einmal für 30 Sekunden zunehmend.
Führen Sie dann Schritt 3 (die Aktivdehnung) für 30 Sekunden durch. Bleiben Sie in der bekannten Effizienzzone.

### DAS BRAUCHEN SIE FÜRS ÜBEN

- 10 bis 15 Minuten Zeit und Ruhe.
- Je nach den Varianten, die Sie üben möchten, einen Platz auf festem Boden, aber mit weicher Unterlage (Matte, Teppich, Decke), eine Wand, an die Sie sich lehnen können, einen Stuhl oder ein anderes Sitzmöbel.
- Übungsschlaufe, ISG-Ischias-Retter oder ein alternatives Hilfsmittel wie auf Seite 54 beschrieben.
- Die Mini-, Medi- und Maxi-Faszienrolle (siehe Seite 103f.).
- Unseren Knieretter zum Unterlegen oder alternative Hilfsmittel, die den gleichen Zweck erfüllen.

DIE LIEBSCHER & BRACHT ÜBUNGEN®

# GESÄSS

*Dies ist eine unserer wichtigsten Übungen, denn sie wirkt am größten Engpass Ihres Gesäßes, dessen Muskeln äußerst angespannt sind, um den zu starken Zug der Hüftbeuger nach vorn auszugleichen.*

## GRUNDÜBUNG

Diese Übungsposition erlaubt es Ihnen, Ihre Haltung relativ leicht so lange zu verändern, bis Sie das beste Dehnungsgefühl erzeugen können.
Diese Übung ist auch im Bett durchführbar.

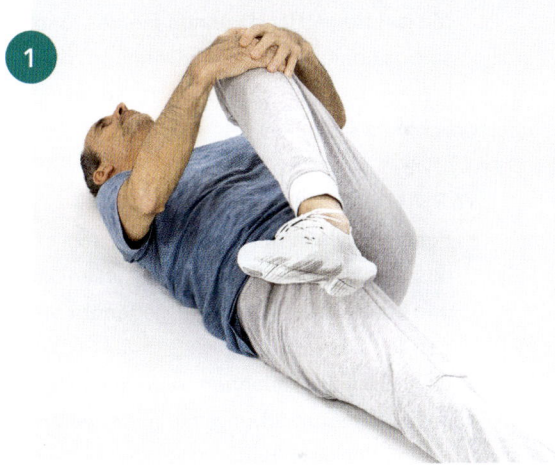

- *Position:* Legen Sie sich auf den Rücken, winkeln Sie das Knie der betroffenen Seite um etwa 90 Grad an und umfassen Sie es mit beiden Händen. Ziehen Sie es so weit diagonal in Richtung der gegenüberliegenden Schulter, dass eine leichte Dehnung im Gesäß spürbar ist. (1)
- *Dehnen:* Ziehen Sie Ihr Knie mit den Händen zunehmend in Richtung der gegenüberliegenden Schulter. Das andere Bein bleibt gestreckt am Boden liegen.
- *Gegenspannen:* Ziehen Sie Ihr Knie gegen den Zug Ihrer Hände weg von der gegenüberliegenden Schulter. Die Hände halten das Knie an Ort und Stelle.
- *Aktivdehnung:* Bleiben Sie genau so liegen, lassen Sie nur Ihr Knie los. Ziehen Sie es mit der Kraft Ihrer Hüftmuskeln so fest wie möglich in Richtung der gegenüberliegenden Schulter. (2)

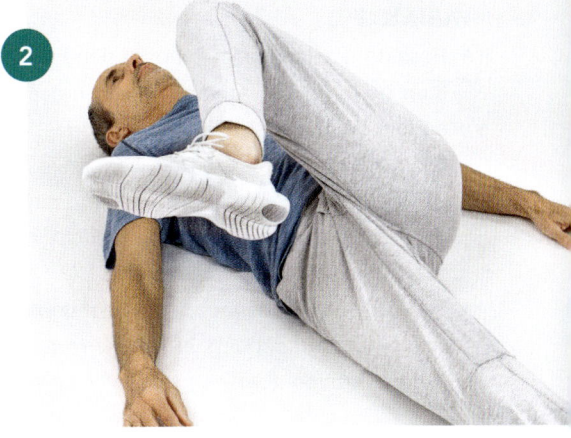

## VARIANTE A

- Wenn Sie Ihr Knie nicht mit den Händen erreichen können, dann legen Sie die Schlaufe unterhalb des Knies um das betroffene Bein oder um den Fuß. Ziehen Sie so an der Schlaufe diagonal in Richtung der gegenüberliegenden Schulter, dass eine leichte Dehnung im Gesäß spürbar ist. Mit der freien Hand können Sie das Knie so positionieren, dass die Dehnung möglichst genau dort zu spüren ist, wo der Schmerz sitzt.

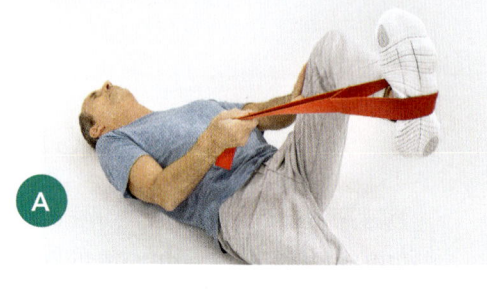

## VARIANTE B

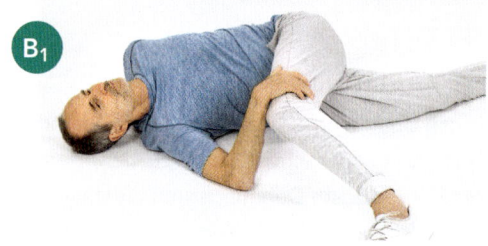

- *Position:* Wie in der Grundübung, nur ist das Knie der betroffenen Seite gestreckter und Sie ziehen es mehr zur gegenüberliegenden Seite. ($B_1$)
- *Dehnen, Gegenspannen, Aktivdehnung:* wie in der Grundübung, nur in der veränderten Position. ($B_2$)

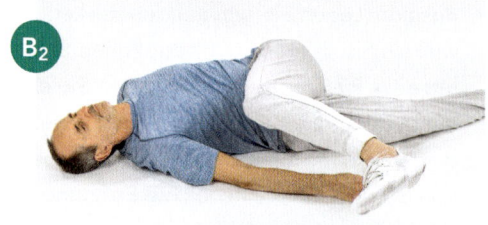

## VARIANTE C

- *Position:* Stellen Sie im Langsitz den Fuß Ihrer betroffenen Seite außen neben das andere Bein. Stützen Sie sich ab, sodass Sie möglichst aufrecht sitzen. Legen Sie den Unterarm der nicht betroffenen Seite um das Knie und ziehen Sie es in Richtung Schulter und Oberarm. ($C_1$)
- *Dehnen, Gegenspannen, Aktivdehnung:* wie in der Grundübung, nur in der veränderten Position. ($C_2$)

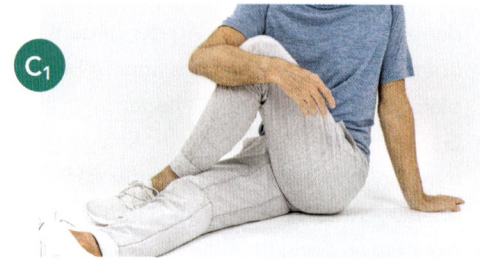

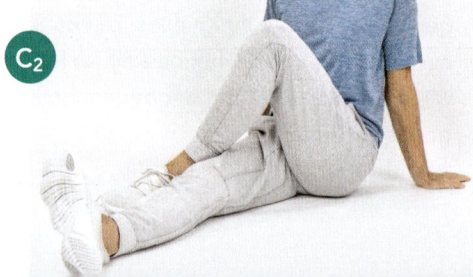

## VARIANTE D

Der Vorteil der Varianten D bis G ist der doppelte Übungseffekt auf beiden Seiten. Deswegen sollten Sie diese Varianten immer beidseitig üben.

- *Position:* Gehen Sie auf alle viere. Legen Sie den linken Unterschenkel in einem Kniewinkel von etwa 45 Grad vor sich ab und strecken Sie das rechte Bein nach hinten aus. Halten Sie Ihr Becken gerade und drücken Sie Ihren Oberkörper mit den aufgestützten Armen hoch, damit er möglichst aufrecht ist. Optimal eingestellt ist die Position, wenn Sie in der Leiste des hinteren Beins und im Gesäß des vorderen Beins eine Dehnung spüren. ($D_1$)

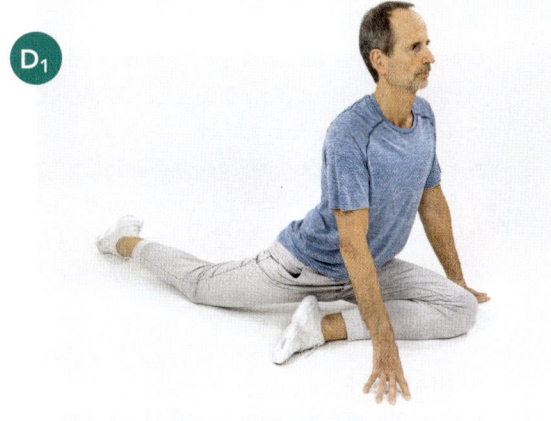

Mit fortschreitendem Üben öffnen Sie den Kniewinkel immer weiter, bis er schließlich 90 Grad erreicht – aber vergrößern Sie ihn immer nur so weit, dass Sie Ihr Becken noch gerade nach vorn ausrichten können, also parallel zur Brust.
- *Dehnen:* Ziehen Sie Ihren hinteren Fuß, der möglichst mit dem Fußrücken aufliegen sollte, immer weiter nach hinten, sodass die Dehnung in der Leiste des hinteren Beins und im Gesäß des vorderen Beins immer intensiver wird.
- *Gegenspannen:* Drücken Sie mit größtmöglicher Kraft die Leiste des hinteren Beins nach vorn unten, außerdem das Knie dieses Beins sowie den Unterschenkel des vorderen Beins gegen den Boden.

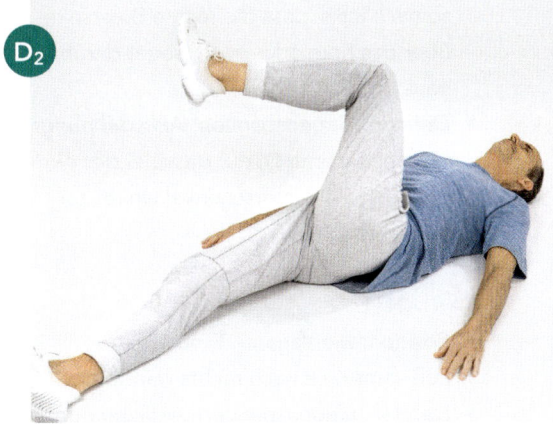

- *Aktivdehnung:* Legen Sie sich dafür auf den Rücken und ziehen Sie den Unterschenkel und Fuß des linken Beins in Richtung Kopf. ($D_2$)
- Üben Sie dann das Ganze genauso mit der anderen Seite.

## VARIANTE E

Diese Variante verstärkt die Dehnung im Gesäß und nimmt die Hüftbeugerdehnung im rückwärtigen Bein zurück.

- *Position und Dehnen:* wie Variante D. Senken Sie Ihren Rumpf zunehmend nach vorn ab.
- *Gegenspannen, Aktivdehnung:* wie bei Variante D.

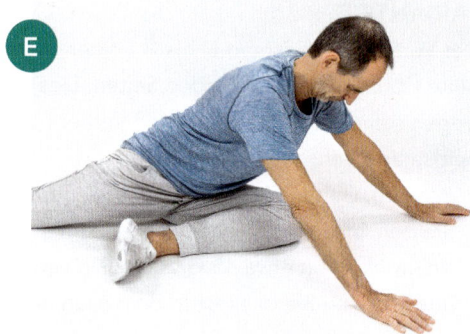

## VARIANTE F

- *Position:* wie Variante D. Wenn das linke Knie vorn ist, führen Sie Ihren Oberkörper so nach links, dass die rechte Brustseite über das Knie oder noch weiter darüber hinaus wandert.
- *Dehnen, Gegenspannen, Aktivdehnung:* wie bei Variante D, nur dass bei der Aktivdehnung der Unterschenkel weiter zur Seite gezogen wird.

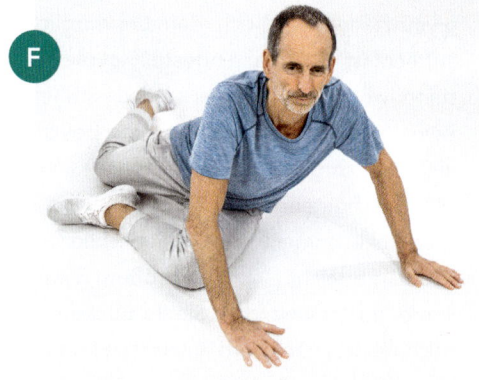

## VARIANTE G

- *Position:* wie Variante F, nur dass der linke Fuß samt Knie nach rechts wandert.
- *Dehnen, Gegenspannen, Aktivdehnung:* wie in der Variante F.

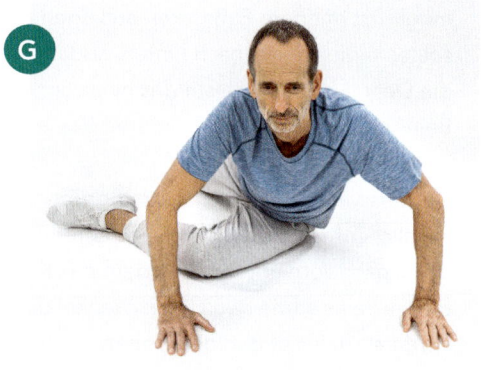

## VARIANTE H

- *Position:* Setzen Sie sich auf einen Stuhl und legen Sie den Unterschenkel der betroffenen Seite auf den anderen Oberschenkel. Umfassen Sie mit beiden Händen Knie und Schienbein. Gehen Sie maximal ins Hohlkreuz und ziehen Sie Ihren Rumpf

so weit nach vorn, bis Sie in der betroffenen Gesäßseite eine leichte Spannung spüren. ($H_1$)
- *Dehnen:* Lehnen Sie den geraden Oberkörper immer weiter nach vorne, aber bleiben Sie dabei im Hohlkreuz.
- *Gegenspannen:* Drücken Sie Ihr oben liegendes Bein aus eigener Kraft maximal gegen das untere Bein und ziehen Sie gleichzeitig gegen den Zug der Arme den Rumpf nach hinten.
- *Aktivdehnung:* Legen Sie sich auf den Rücken, stellen Sie die Beine angebeugt auf und schlagen Sie das betroffene Bein über das andere. Ziehen Sie das obere Bein dann mit maximaler Kraft in Richtung Kopf. Das andere Bein bleibt stehen. ($H_2$)

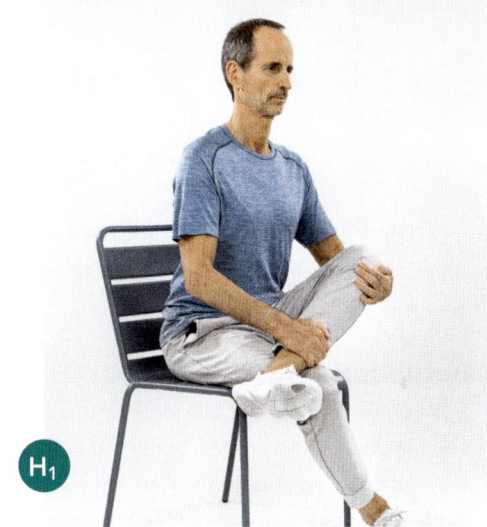

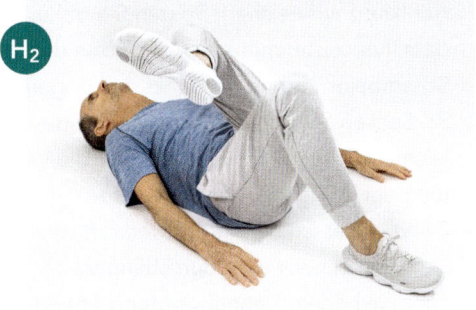

## VARIANTE I
- *Position:* Wenn Sie Ihren Unterschenkel in Variante H nicht flach genug auflegen können, schieben Sie das übergeschlagene Bein noch weiter über das andere Bein.
- *Dehnen, Gegenspannen, Aktivdehnung:* wie in Variante H.

## VARIANTE J
- *Position und Dehnen:* Lehnen Sie sich beim Dehnen zur betroffenen Seite oder sogar darüber hinaus, bis Sie die größte Dehnung verspüren.
- *Gegenspannen, Aktivdehnung:* wie in Variante H.

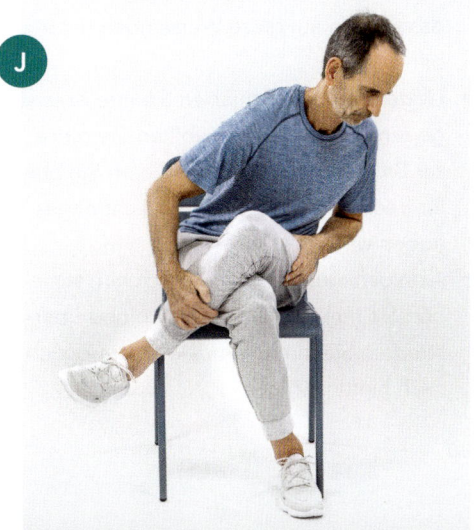

# VORDERSEITE DER HÜFTE

*Diese Übung ist besonders hilfreich bei Gesäßschmerzen, weil sie die hüftbeugende Muskulatur samt Faszien an der Körpervorderseite dehnt.*

## GRUNDÜBUNG

- *Position:* Gehen Sie auf alle viere und lassen Sie dann – Ihre Leisten voran – das Becken langsam nach unten sinken. Strecken Sie Ihre Arme durch. Achten Sie während des Absenkens darauf, dass Sie nicht ins Hohlkreuz ausweichen. Sorgen Sie dafür, dass Ihre Leistenmitte, etwa in Höhe des Schambeins, der tiefste Punkt des Bogens ist. Senken Sie Ihre Leisten, bis Sie eine leichte Spannung im Rücken, über die Leisten oder im Bauch spüren. (1)

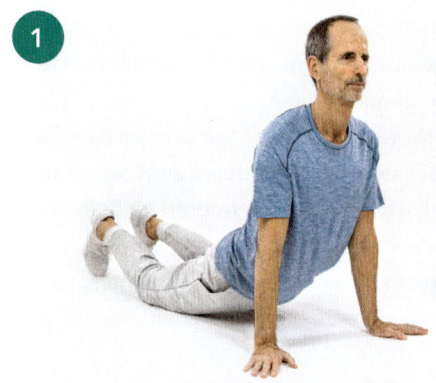

- *Dehnen:* Lassen Sie die Schwerkraft wirken und sich immer weiter durchhängen. Für eine höhere Dehnungsintensität können Sie die Gesäßmuskeln anspannen und das Becken auf diese Weise noch tiefer bringen.
- *Gegenspannen:* Schieben Sie Ihre Knie so gegen den Boden, als wollten Sie diese zur Brust hin ziehen. Stabilisieren Sie aber Ihr Becken, sodass es dabei nicht angehoben wird.
- *Aktivdehnung:* Stellen Sie sich hin, schieben Sie Ihre Leisten nach vorn und überstrecken Sie Ihren Rumpf weitestmöglich nach hinten. (2)

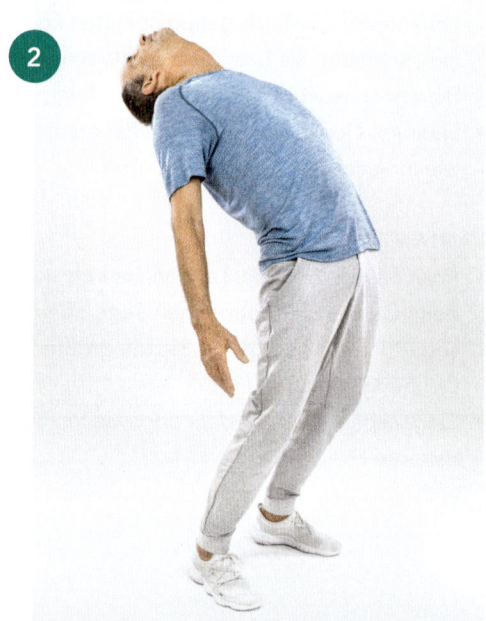

## VARIANTE A

- *Position:* wie in der Grundübung, aber spreizen Sie Ihre Beine so weit wie möglich und drehen Sie die Füße nach außen. So erhöhen Sie den Zug auf die Hüftbeuger.
- *Dehnen, Gegenspannen, Aktivdehnung:* wie in der Grundübung, nur dass Sie in der Aktivdehnung breitbeinig stehen und die Füße nach außen drehen.

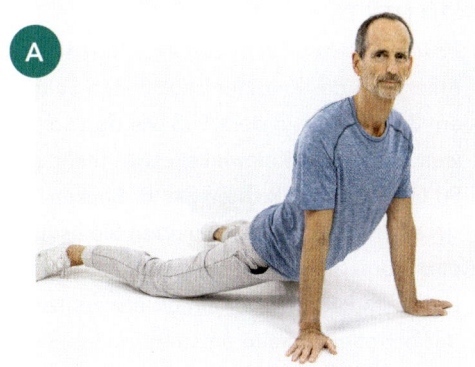

## VARIANTE B

- *Position:* wie in der Grundübung, nur schieben Sie das gebeugte Knie der nicht betroffenen Seite nach außen und legen die Fußsohle an die Innenseite des anderen Knies.
- *Dehnen, Gegenspannen, Aktivdehnung:* wie in der Grundübung, nur dass Sie in der Aktivdehnung Ihr Becken so drehen, dass Sie das gleiche Dehnungsgefühl wie in der Passivdehnung spüren.

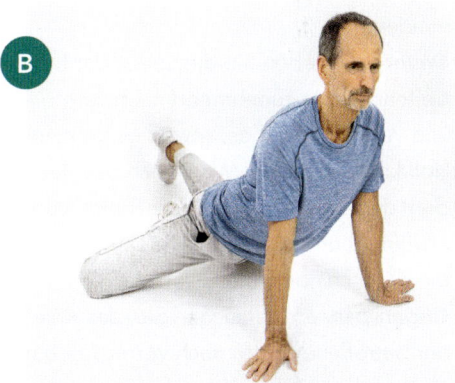

## VARIANTE C

Wählen Sie diese Variante, wenn es Ihnen momentan noch zu schwer fällt, sich während der ganzen Übung auf den gestreckten Armen abzustützen. Bitte versuchen Sie es aber immer wieder, damit Ihre Arme und Schultern immer kräftiger werden.

- *Position:* wie in der Grundübung, nur stützen Sie sich mit Ihren Unterarmen auf einen Stuhl, eine Couch oder einen Sessel.
- *Dehnen, Gegenspannen, Aktivdehnung:* wie in der Grundübung.

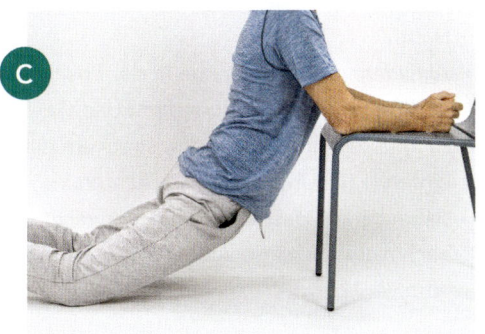

## VARIANTE D

- *Position:* Gehen Sie in den einseitigen Kniestand, das Knie der betroffenen Seite am Boden. Der vordere Fuß wandert so weit vor, bis der Kniewinkel etwas mehr als 90 Grad beträgt. Richten Sie Ihr Becken gerade nach vorn aus. Schieben Sie es nun nach vorn, bis eine leichte Dehnung in der Leiste, im Rücken oder am Oberschenkel der betroffenen Seite entsteht. Halten Sie dabei den Oberkörper aufrecht, aber versuchen Sie möglichst, ein Hohlkreuz zu vermeiden. ($D_1$)
- *Dehnen:* Schieben Sie die Leiste der betroffenen Seite zunehmend nach vorn und vermeiden Sie es, soweit es geht, ins Hohlkreuz zu gehen. Wenn sich das Becken dabei zur anderen Seite dreht, ist das erwünscht und positiv für die Dehnung, die dadurch noch intensiver wird.
- *Gegenspannen:* Versuchen Sie, das Knie der betroffenen Seite nach vorn zu ziehen, was natürlich nicht geht, wenn es am Boden liegt. Bewegen Sie dabei nicht Ihre Hüfte.
- *Aktivdehnung:* Bleiben Sie in der Position und ziehen Sie Ihren Rumpf mit den Gesäßmuskeln und den Rückenstreckern nach hinten in die Überstreckung. Achten Sie dabei darauf, dass sich Ihr Becken nicht nach hinten bewegt, sondern eher nach vorn. ($D_2$)

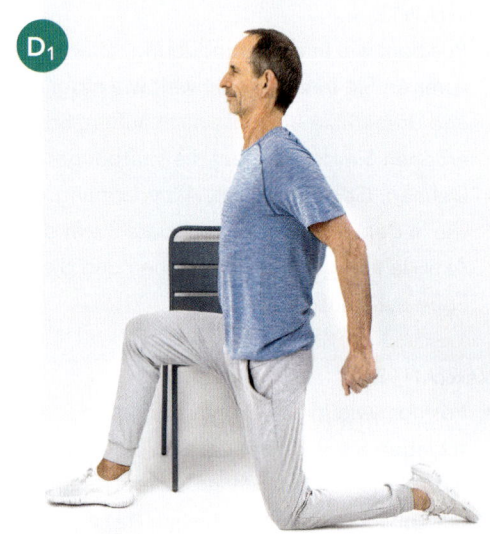

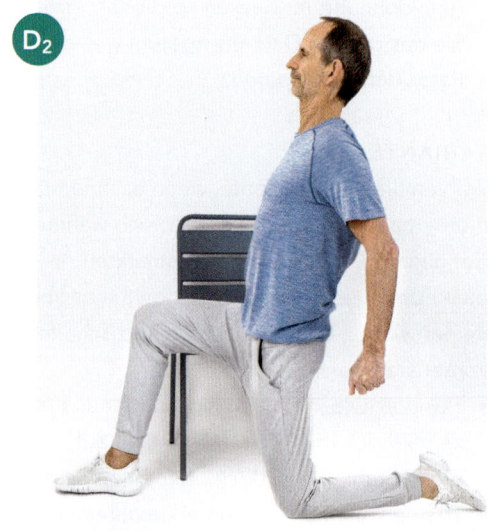

## VARIANTE E

- *Position:* Legen Sie ein Polster bereit. Stellen Sie sich rücklings vor einen Stuhl oder Sessel und legen Sie den Fußrücken der betroffenen Seite auf die Sitzfläche. Setzen Sie sich auf den Fuß, stützen Sie sich an der Sitzfläche ab und lassen Sie das Knie auf das Polster sinken. Schieben Sie dabei den anderen Fuß vor, bis dieses Bein im rechten Winkel steht.
Überstrecken Sie nun den Rumpf nach hinten, bis eine leichte Dehnung in der Leiste, im Rücken oder am Oberschenkel der betroffenen Seite entsteht. Versuchen Sie, möglichst nicht ins Hohlkreuz zu gehen.
- *Dehnen:* Ziehen Sie Ihren Rumpf nach hinten und überstrecken Sie zunehmend die Hüftgelenke, indem Sie versuchen, die Leisten vorn zu lassen, während Ihr Rumpf ohne Hohlkreuz nach hinten geht.
- *Gegenspannen:* Versuchen Sie, das Bein der betroffenen Seite zu strecken, was natürlich nicht geht, weil Sie sich damit gegen den Stuhl lehnen. Halten Sie sich am Stuhl fest, um im Hüftbeuger Spannung aufbauen zu können.
- *Aktivdehnung:* Bleiben Sie in der Position, lassen Sie aber den Stuhl los und ziehen Sie den Rumpf mit den Gesäßmuskeln und den Rückenstreckern nach hinten in die Überstreckung. Versuchen Sie gleichzeitig, Ihr Becken nach oben zu kippen, als würden die Leisten nach oben streben.

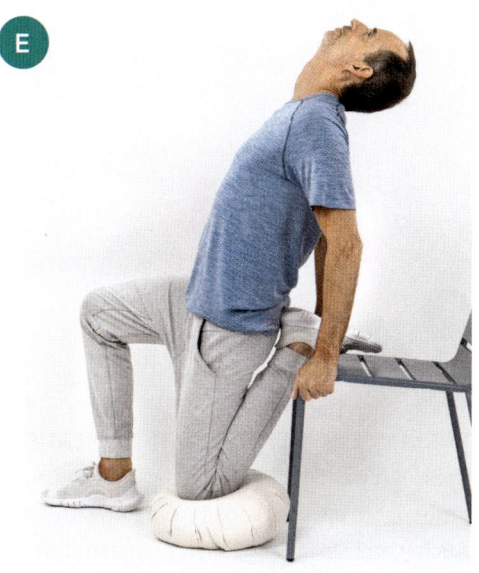

### NACKENTRAINING INKLUSVE

Wenn Sie die Wirkung der Variante E erweitern möchten, dann können Sie die gesamte vordere Körperlinie bis zum Kopf aufdehnen. Nehmen Sie zunächst Ihren Nacken so weit wie möglich mit nach hinten. Wenn das nicht mehr zu steigern ist, überstrecken Sie zunehmend Ihren Kopf und ziehen dann Rumpf, Nacken und Kopf nach hinten. Versuchen Sie auch, Ihren Kehlkopf immer weiter nach hinten zu ziehen.

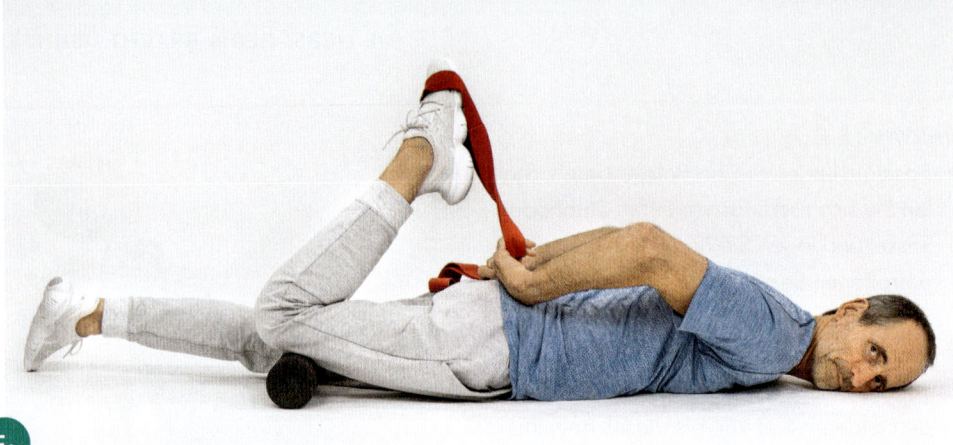

## VARIANTE F: DEHNEN MIT SCHLAUFE

Diese Art der Durchführung hat sich im Laufe vieler Jahre als sehr wirkungsvoll erwiesen. Auch wenn sie anfangs etwas umständlich erscheint, lohnt es sehr, sich an sie zu gewöhnen. Sie ermöglicht Ihnen, die Übung selbst dann korrekt durchzuführen, wenn Sie noch sehr unbeweglich sind.

- *Position:* In der Bauchlage platzieren Sie unterm Knie die Medi-Rolle oder Keile des Knieretters, mit denen Sie die für Sie optimale Übungshöhe einstellen können. Legen Sie dann die Schlaufe um den Fußspann, halten Sie sie mit beiden Händen am Rücken und legen Sie den Kopf mit der Schläfe am Boden ab. Ziehen Sie gerade so viel an der Schlaufe, dass eine leichte Dehnung spürbar ist. Ihre Leiste strebt dabei zum Boden. ($F_1$)
Greifen Sie nur dann mit den Händen zum Fuß, wenn Sie sicherstellen können, dass die Leiste auf dem Boden aufliegt.
- *Dehnen:* Ziehen Sie Ihren Fuß in Richtung Gesäß, aber erst dann, wenn die Leiste so nah wie möglich am Boden ist, am besten jedoch aufliegt. Sie können die Wirkung verstärken, indem Sie den Kopf auf die Stirn legen. ($F_2$)
- *Gegenspannen:* Drücken Sie erst die Leiste nach unten und strecken Sie dann das Bein gegen den Widerstand der Schlaufe.
- *Aktivdehnung:* Bleiben Sie genau so liegen, lassen Sie nur die Schlaufe los. Ziehen Sie die Leiste gegen den Boden und Ferse und Vorfuß in Richtung Gesäß. ($F_3$)

## VARIANTE G

- *Position:* wie Variante F, nur führen Sie die Schlaufe über die Schulter der betroffenen Seite. Stützen Sie sich mit dem Unterarm beziehungsweise Ellenbogen so auf, dass Sie auch bei einem größeren Kniewinkel schon eine leichte Dehnung verspüren. Je steiler Sie die Oberarme stellen, desto

## DIE LIEBSCHER & BRACHT ÜBUNGEN®

intensiver dehnen Sie den langen Anteil des Hüftbeugers.
- *Dehnen, Gegenspannen, Aktivdehnung:* wie in der Grundübung.

## VARIANTE H

Für Fortgeschrittene, das heißt, wenn Sie aktiv verhindern können, dass Sie zu sehr ins Hohlkreuz gezogen werden, wenn Sie also den Übergang vom Becken in die Lendenwirbelsäule gut stabilisieren können.

- *Position:* Gehen Sie in den Fersensitz und unterlegen Sie Ihr Gesäß mit einem Polster, das hoch genug ist, um die Hüftgelenke gut überstrecken zu können. Stützen Sie sich seitlich mit den Händen ab.
- *Dehnen:* Lassen Sie Becken und Rücken mithilfe der Schwerkraft immer weiter nach hinten sinken. Dosieren Sie die Dehnung, indem Sie sich entsprechend abstützen.
- *Gegenspannen:* Spannen Sie sich so an, als wollten Sie den Rumpf über den Drehpunkt Hüftgelenke aufrichten, ohne dabei ins Hohlkreuz zu kippen. Spannen Sie die Muskulatur aber nur so fest an, dass gerade keine Bewegung, also Hüftgelenkbeugung, zustande kommt.
- *Aktivdehnung:* Neutralisieren Sie die Schwerkraft, indem Sie sich aufrecht in den Kniestand stellen und dann durch den Zug der Gesäßmuskulatur und der Rückenstrecker zunehmend nach hinten ziehen. Das ist ähnlich wie in Variante E auf Seite 81, nur knien Sie hier beidbeinig.

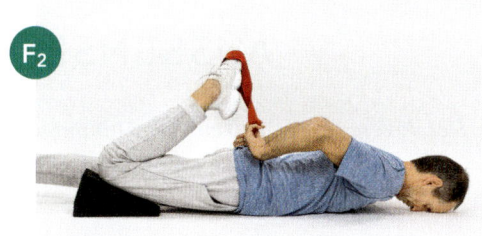

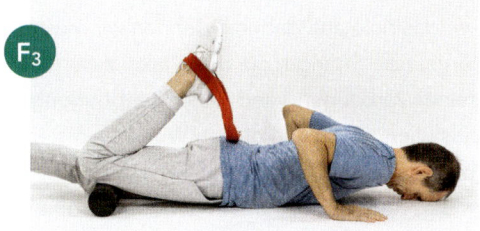

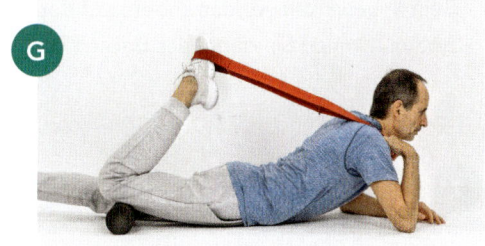

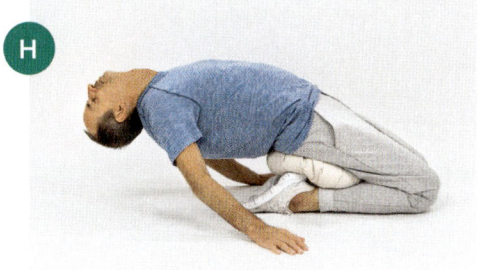

# AUSSENSEITE DER HÜFTE

*Der äußere Oberschenkelmuskel nimmt an der Hüftbeugung teil, zieht wie der Hüftbeugermuskel nach vorn und ist mangels Ausgleich meist ähnlich stark angespannt.*

### GRUNDÜBUNG

In der Grundübung und der Variante A legen wir das Knie auf, dadurch dehnen wir muskulär-fasziale Stränge, die die Winkel zwischen reiner Vorbeugung und reiner Seitbeugung ausfüllen. Gerade in diesen Winkeln »nisten« oft die stärksten Spannungen.

- *Position:* Legen Sie sich auf die betroffene Seite und stützen Sie sich mit dem Unterarm ab. Senken Sie das oben liegende Bein angewinkelt vor das andere auf den Boden. Drehen Sie dabei das Becken so, dass Sie an der Hüfte der betroffenen Seite eine leichte Dehnung spüren. (1)
- *Dehnen:* Drücken Sie sich mit den Armen so hoch, dass Sie die passende Dehnungsintensität auslösen.
- *Gegenspannen:* Drücken Sie das Knie des unteren Beins gegen den Boden.
- *Aktivdehnung:* Führen Sie im Stand Ihr betroffenes Bein hinter das andere. Ziehen Sie Ihren Schultergürtel und das Knie der betroffenen Seite in Richtung der nicht betroffenen Seite. (2)

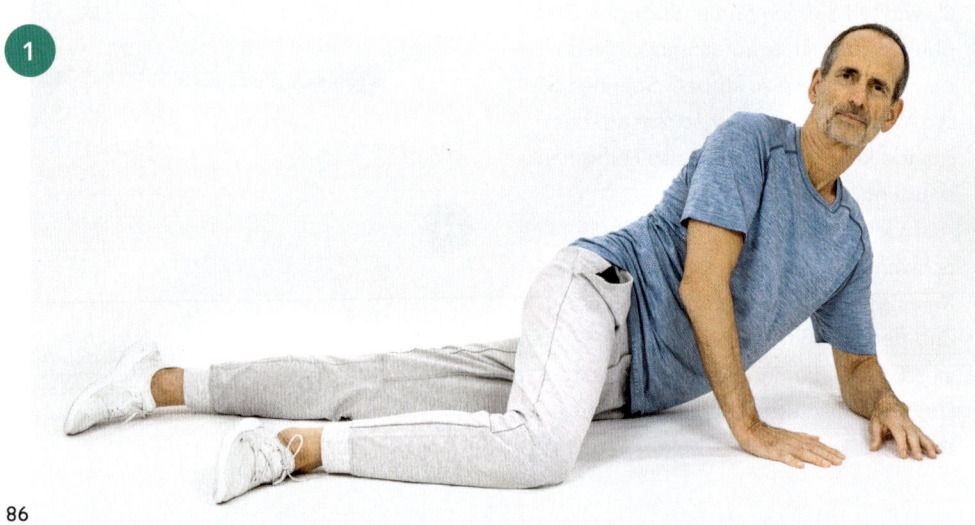

## DIE LIEBSCHER & BRACHT ÜBUNGEN®

### VARIANTE A
Wenn Sie genügend Arm- und Schulterkraft haben, können Sie die Schwerkraft nutzen und Ihr Becken durchhängen lassen.
- *Position:* wie bei der Grundübung, nur dass Sie sich auf Ihren gestreckten Armen aufstützen.
- *Dehnen, Gegenspannen, Aktivdehnung:* wie in der Grundübung.

### VARIANTE B
Wenn Ihnen die Höhe bei der Grundübung nicht ausreicht, um genügend in die Dehnung zu kommen, und Sie noch nicht genug Arm- und Schulterkraft für Variante A haben, dann nutzen Sie einen Stuhl.
- *Position:* wie bei der Grundübung, nur dass Sie sich mit dem Unterarm der betroffenen Seite auf dem Stuhl aufstützen und den Fuß des angebeugten Beins aufstellen. Dadurch können Sie Ihr Becken weiter aufdrehen und den Winkel aussuchen, der die meiste Dehnung auslöst.
- *Dehnen, Gegenspannen, Aktivdehnung:* wie in der Grundübung.

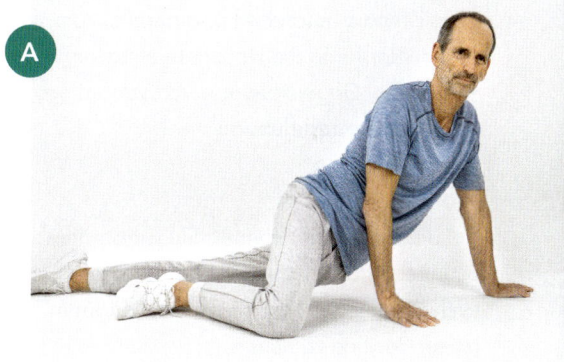

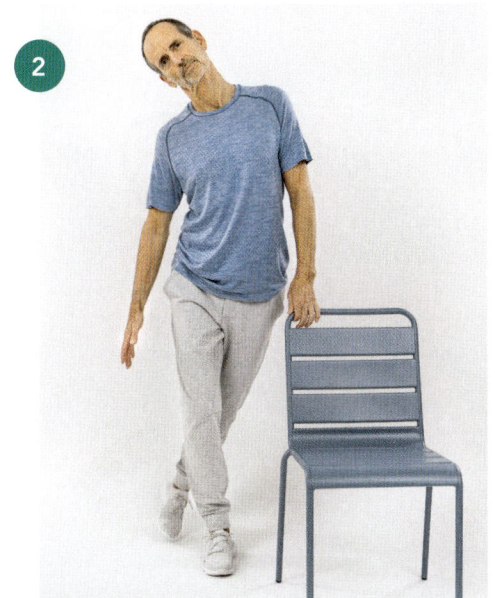

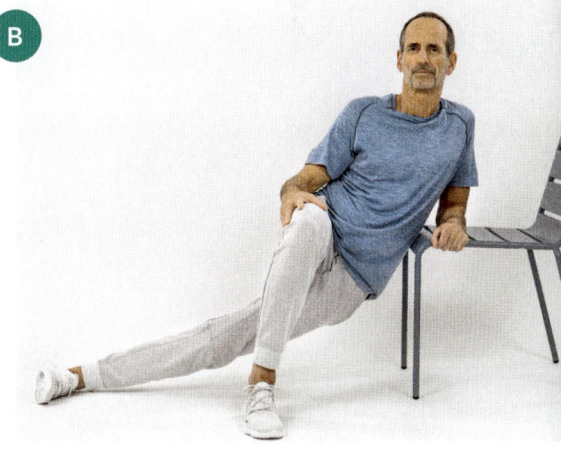

## VARIANTE C

In dieser Position mit aufgestelltem Fuß erfassen wir die Muskeln und Faszien der seitlichen Hüfte.
- *Position:* wie bei der Grundübung, nur dass Sie jetzt nicht das oben liegende Bein vor das andere legen, sondern den Fuß aufstellen. Dadurch können Sie Ihr Becken vollständig aufdrehen und parallel zum Oberkörper in die Horizontale stellen.
- *Dehnen, Gegenspannen, Aktivdehnung:* wie in der Grundübung.

## VARIANTE D

Bei dieser Variante können Sie wieder Ihre Schulter- und Armstabilität mittrainieren. Versuchen Sie jedes Mal, sich etwas länger in dieser Position zu halten.
- *Position:* wie bei Variante A, nur dass Sie durch den aufgestellten Fuß das Becken vollständig senkrecht positionieren können. Suchen Sie die Winkeleinstellung, die am meisten Dehnung verursacht.
- *Dehnen, Gegenspannen, Aktivdehnung:* wie in der Grundübung.

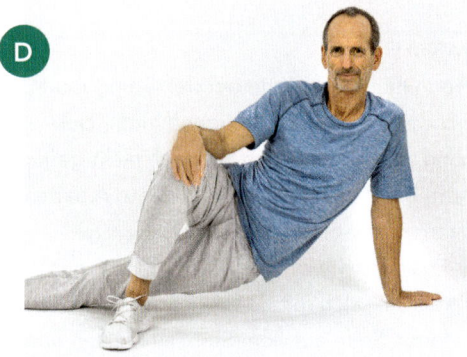

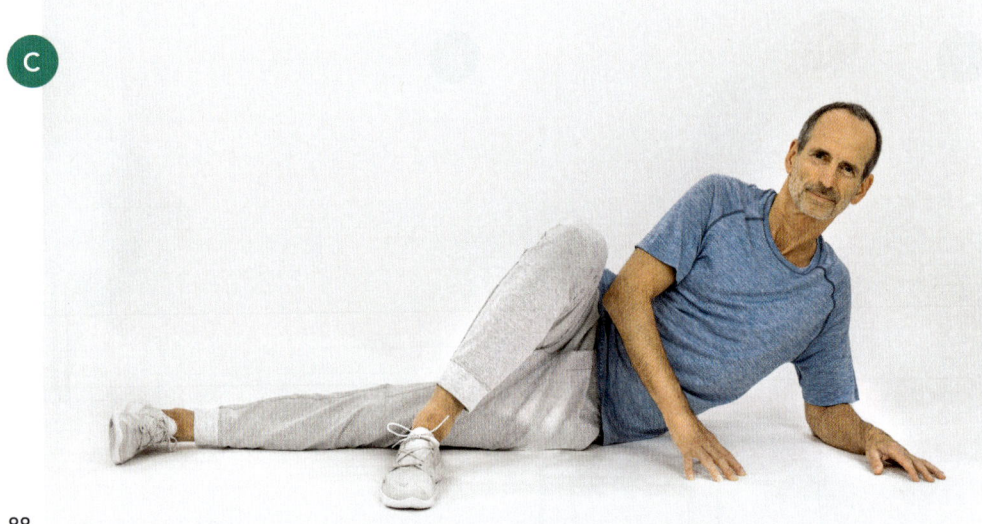

## VARIANTE E

Bei dieser Variante nutzen Sie nicht die Schwerkraft, sondern ziehen sich über die Schlaufe mit eigener Muskelkraft in die Dehnung. Dadurch können Sie die Intensität gut dosieren. Gleichzeitig fällt es Ihnen im Stand leichter, das Becken so zu drehen, dass Sie den besten Dehnungswinkel einstellen können. Nebenbei trainieren Sie Ihr Gleichgewichtsgefühl.

Wir beschreiben die Übung hier beispielhaft für die linke Seite.

- *Position:* Stehen Sie schulterbreit, halten Sie die Schlaufe mit der linken Hand und stellen Sie den linken Fuß hinein. Greifen Sie mit der rechten Hand von hinten zwischen Ihren Beinen durch und nehmen Sie die Schlaufe. Verlagern Sie Ihr Gewicht auf das rechte Bein und stellen Sie Ihren linken Fuß hinter dem rechten Bein so weit wie möglich nach rechts.
Schieben Sie Ihr Becken nach links und beugen Sie sich mit dem Oberkörper seitlich nach rechts. Drehen Sie Ihr Becken leicht nach links und rechts und verharren Sie in der Position, in der Sie die meiste Dehnung verspüren. ($E_1$)
- *Dehnen:* Ziehen Sie sich an der Schlaufe zunehmend tiefer in die Seitbeugung, sodass Sie in der Dehnungsintensität immer auf 9,5 bleiben.
- *Gegenspannen:* Versuchen Sie, Ihren Rumpf nach oben und links zu ziehen.
- *Aktivdehnung:* Lassen Sie die Schlaufe los und ziehen Sie dann den Rumpf aus eigener Kraft nach rechts. ($E_2$)

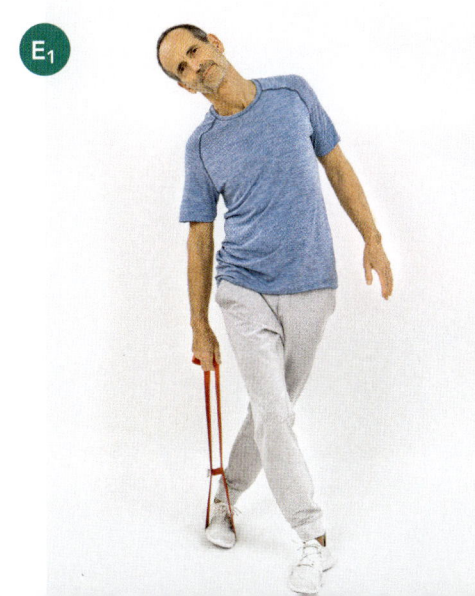
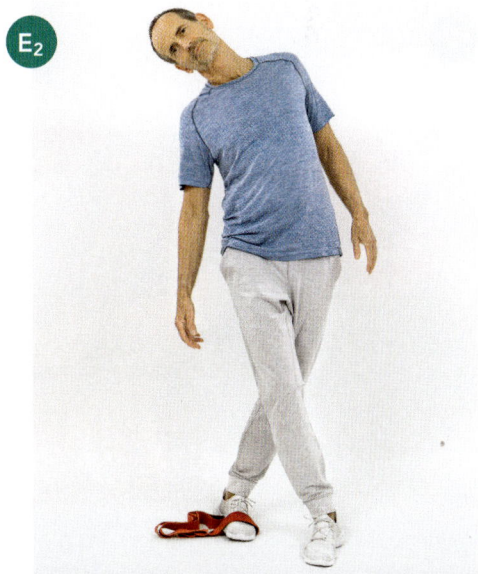

# INNENSEITE DER OBERSCHENKEL

*Auch dieser Bereich ist meist sehr verspannt und trägt deutlich zur erhöhten Spannung des gesamten Beckens bei. Nach der Übung können Sie das leichtere Gefühl genießen.*

## GRUNDÜBUNG

- *Position:* Legen Sie sich auf den Rücken und stellen Sie die Beine dicht nebeneinander so auf, dass Ihre Knie einen Winkel von etwa 90 Grad bilden. Lassen Sie die Knie dann so weit nach außen sinken, bis Sie eine leichte Dehnung verspüren.
- *Dehnen:* Legen Sie Ihre Hände auf die Oberschenkel und drücken Sie diese so nach unten, dass Sie auf der Dehnungsintensität von 9,5 bleiben. (1)
- *Gegenspannen:* Versuchen Sie, Ihre Knie gegen die Kraft Ihrer Hände nach oben und zusammenzuziehen.
- *Aktivdehnung:* Lassen Sie Ihre Beine los und ziehen Sie Ihre Knie mit maximaler Kraft nach unten und auseinander.

## VARIANTE A

- *Position:* Gehen Sie in den Vierfüßlerstand und spreizen Sie Ihre Knie so weit wie möglich. Versuchen Sie, die Fußsohlen

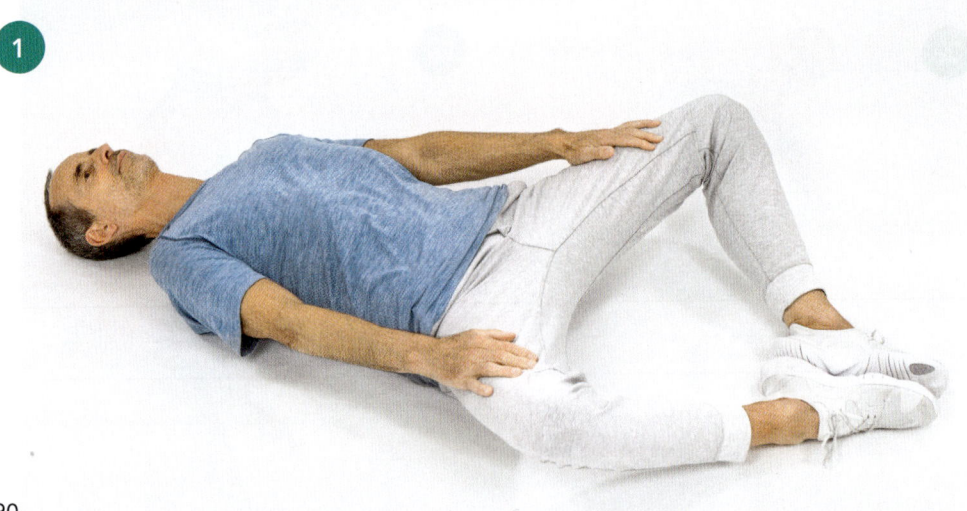

## DIE LIEBSCHER & BRACHT ÜBUNGEN®

aneinanderzulegen. Wandern Sie mit den Händen nach vorn, bis die Knie einen Winkel von etwa 90 Grad bilden. Senken Sie Ihr Becken, die Leisten voran, nach unten ab, bis Sie eine leichte Dehnung spüren.
- *Dehnen:* Lassen Sie Ihr Becken so absinken, dass Sie die Dehnungsintensität von 9,5 halten können.
- *Gegenspannen:* Drücken Sie die Knie gegen den Boden, als wollten Sie sie zusammenziehen.
- *Aktivdehnung:* in Rückenlage wie bei der Grundübung.

### VARIANTE B
Wählen Sie diese Variante, wenn Ihre Kraft in Armen und Schultern für Variante A noch nicht ausreicht. Versuchen Sie aber immer wieder, diese Übung in der Variante A durchzuführen, damit Ihre Arm-Schulter-Kraft trainiert wird.
- *Position:* wie Variante A, nur dass Sie Ihre Unterarme auf einen Stuhl, Sessel oder die Couch ablegen, je nachdem, welche Höhe sich für Sie am besten anfühlt.
- *Dehnen, Gegenspannen, Aktivdehnung:* wie in Variante A.

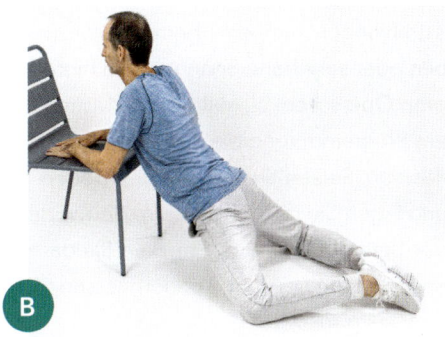

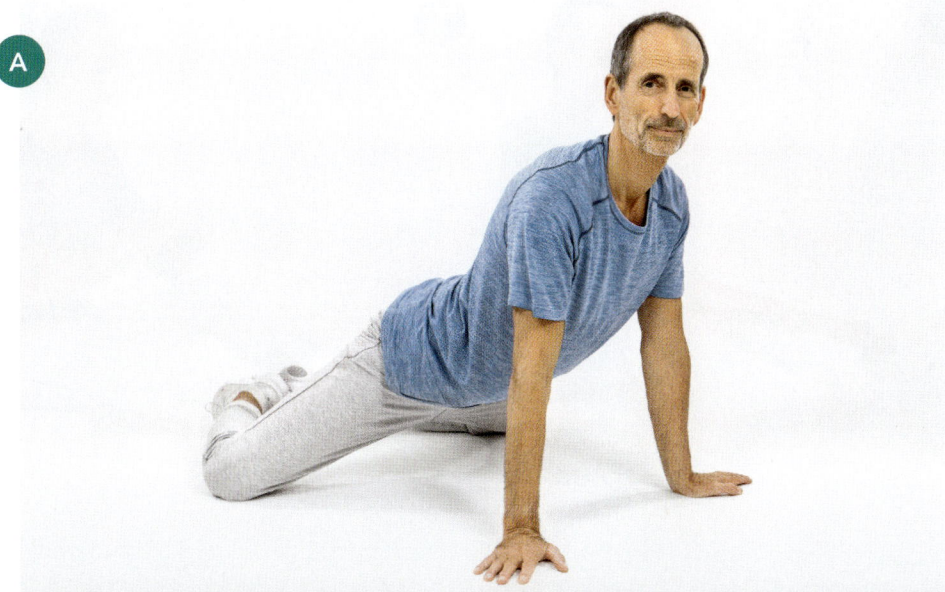

# RÜCKSEITE DER BEINE

*Beim Ranking der unbeliebtesten Übungen belegt sie Platz 1,
denn sie »quält« am meisten. Aber sie wirkt daher oft auch besonders gut, vor allem,
wenn Sie unter Ausstrahlungen ins Bein leiden.*

### GRUNDÜBUNG

Wenn Sie neben den Gesäßschmerzen und Ausstrahlungen auch ein überreiztes Sitzbein haben oder sehr hohe Spannung im hinteren oberen Oberschenkel, sollte diese Übung in Ihrem Programm regelmäßig auftauchen.

- *Position:* Setzen Sie sich auf den Boden und legen Sie die Schlaufe um den Vorfuß des betroffenen Beins. Strecken Sie das Knie nicht vollständig, sondern lassen Sie es so gebeugt, dass Sie die Dehnung im Bereich des Sitzbeins und des oberen hinteren Oberschenkels fühlen, wenn Sie sich zunächst leicht nach vorn ziehen. (1)
- *Dehnen:* Gehen Sie ins Hohlkreuz und ziehen Sie Ihren Rumpf an der Schlaufe so nach vorn, dass Sie die Dehnung auf 9,5 halten können.
- *Gegenspannen:* Drücken Sie Ihre Ferse gegen den Boden und ziehen Sie den

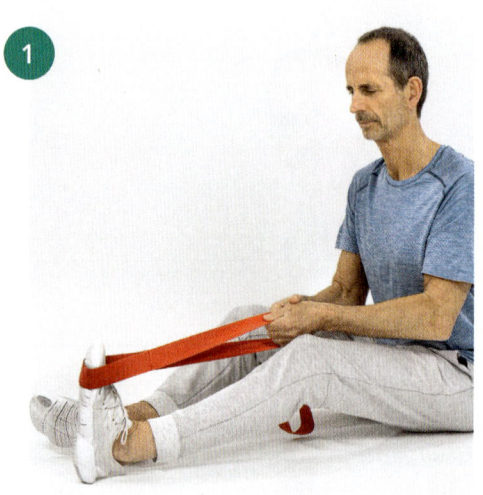

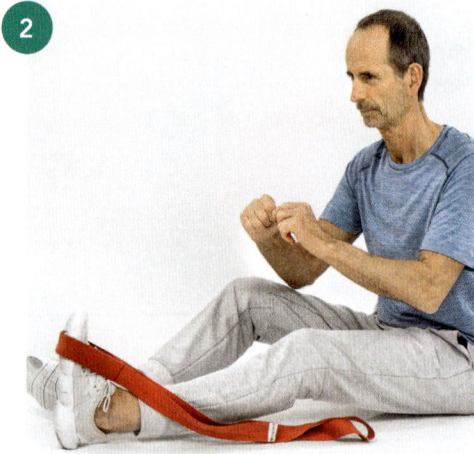

aufrechten Rumpf gegen den Widerstand des Armzugs nach hinten.
- *Aktivdehnung:* Lassen Sie die Schlaufe los und ziehen Sie Ihren aufrechten Rumpf mit maximaler Kraft nach vorn. (2)

## VARIANTE A

Sie ist gut für zwischendurch geeignet und kann jederzeit einfach im Stehen gemacht werden. Zum Abstützen kann ein Stuhl oder Sessel dienen.
- *Position:* Gehen Sie mit dem betroffenen Bein voraus in eine leichte Schrittstellung und beugen Sie es etwas an. Stützen Sie sich auf einem geeigneten Gegenstand ab und beugen Sie sich mit geradem Rücken nach vorn, bis Sie eine leichte Dehnung an der Beinrückseite spüren. ($A_1$)
- *Dehnen:* Lassen Sie sich so weit hinuntersinken, dass Sie die Dehnung auf 9,5 halten können.
- *Gegenspannen:* Spannen Sie sich so an, als wollten Sie Ihren Rumpf hochheben, aber nicht so stark, dass er tatsächlich hochkommt.
- *Aktivdehnung:* Stützen Sie sich nicht mehr ab, sondern ziehen Sie Ihren geraden (!) Rumpf mit eigener Muskelkraft so weit wie möglich nach unten.

Wenn Sie die Möglichkeit haben, sich auf den Rücken zu legen, dann heben Sie dort Ihr Bein leicht gebeugt so weit wie möglich nach oben. Versuchen Sie dabei gleichzeitig, Ihre Lendenwirbelsäule und Ihre Halswirbelsäule so dicht an den Boden zu bringen, wie es geht. ($A_2$)

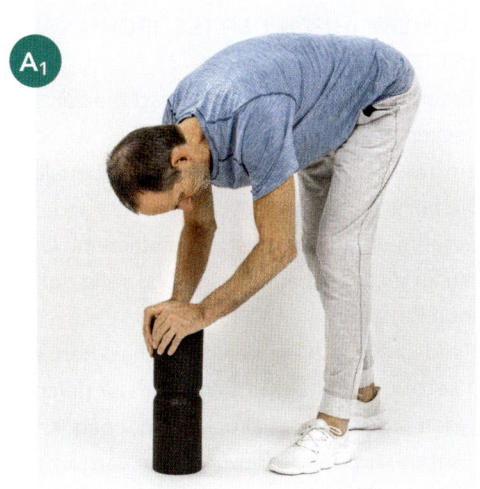

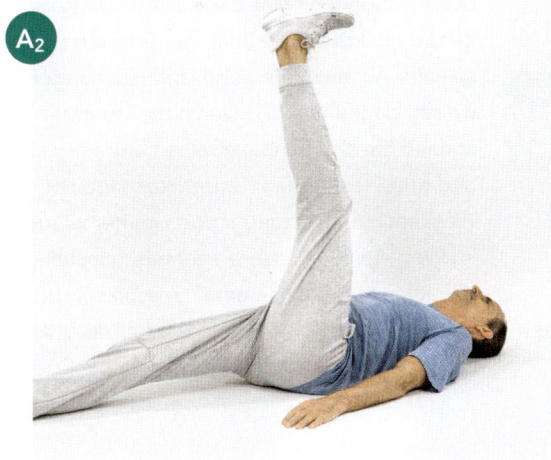

# ÜBEN MIT DEM ISG-ISCHIAS-RETTER

*Dehnung und Massage kombinieren – das ist das Geheimnis unseres neuen Retters. Also machen Sie es sich darauf bequem und gestalten Sie Ihre Übungen so angenehm wie nie.*

Seit vielen Jahren entwickeln wir Übungen, mit denen Sie sich dauerhaft selbst von Ihren Schmerzen befreien oder diesen effektiv vorbeugen können. Unser Ziel ist dabei, Ihnen das Umtrainieren Ihrer Muskeln und Faszien so leicht und bequem wie möglich zu machen. Konkret bedeutet das: größtmögliche Wirksamkeit in der kürzestmöglichen Zeit bei geringstem mentalen und körperlichen Aufwand. Auch unser ISG-Ischias-Retter ist diesem Prinzip verpflichtet.

Was meinen wir damit? Wir wissen aus mehr als 35 Jahren Erfahrung, dass die Liebscher & Bracht Übungen® eine herausragende Rolle für die effektive Selbsthilfe bei Schmerzen spielen. Auch erste eigene Untersuchungen weisen darauf hin. (61) Durch die Übungen können Sie sich Schmerzfreiheit antrainieren und quasi fest in den Körper »einbauen«. Was dieser Umsetzung jedoch immer wieder im Weg steht, ist unsere »genetisch installierte Faulheit«. Mit unserem ISG-Ischias-Retter können Sie dem nachkommen: faul sein, Kraft sparen. 10 Minuten täglich können genügen.

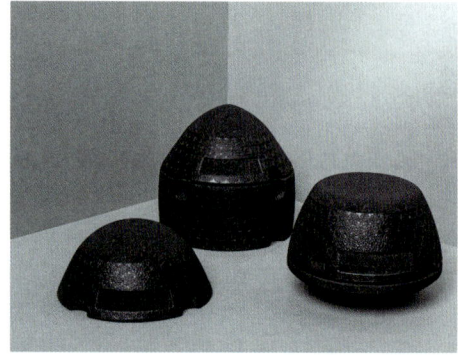

*Der ISG-Ischias-Retter: 3 Aufsätze, Mittelteil und Rundbasis bieten vielfältige Anwendungsmöglichkeiten.*

## SO HILFT IHNEN DER ISG-ISCHIAS-RETTER BEIM ÜBEN

Hinter ISG-, Gesäß- und Ischiasschmerzen stecken häufig zu hohe Spannungen. Vor allem zwei Muskelgruppen sind daran beteiligt: Die hüftbeugenden Muskeln »vorne« und die Gesäßmuskeln als Hüftstrecker »hinten«. Genau an diesem Spannungsgefüge setzt der neue Retter an

- Indem Sie sich auf den ISG-Ischias-Retter setzen, kann Ihre Gesäßmuskulatur durch den entstehenden Druck entspannen. Kreisende, wippende Bewegungen verstärken diesen Effekt.

# DIE LIEBSCHER & BRACHT ÜBUNGEN®

- Lehnen Sie sich zusätzlich mit Ihrem Oberkörper nach hinten, können auch die »verkürzten« Hüftbeuger wieder an Länge gewinnen und flexibler werden. Die Zugkräfte, gegen die Ihre Gesäßmuskulatur reaktiv anspannen muss, lassen nach.

Dehnung vorne, Massage hinten: Durch diesen Doppeleffekt kann sich das »Kräftemessen« zwischen Hüftbeugern und Hüftstreckern deutlich abschwächen.

## SO SETZEN SIE DEN ISG-ISCHIAS-RETTER ZUSAMMEN

Damit sich die beschriebene Zweifachwirkung optimal entfalten kann, besteht der ISG-Ischias-Retter aus insgesamt 5 Teilen, die Sie beim Üben individuell kombinieren können:

- Je nachdem, wie intensiv Sie üben möchten und wie es zu Ihrem Körper passt, wählen Sie zwischen 3 Aufsätzen: Spitze, Rundspitze oder Flachspitze. Sie können zunächst nur mit einem der 3 Aufsätze allein üben, um sich an Massage und Dehnung zu gewöhnen.
- Das Mittelteil ist die Erhöhung, auf die Sie einen der Aufsätze stecken, wenn Sie intensiver üben möchten. Sie dient zudem als Stabilisierung.
- Mit der Rundbasis steigern Sie Ihre Übungen, indem Sie wippende oder kreisende Bewegungen ausführen. Dieses dynamische Üben hat eine stärkere Massagewirkung auf die Gesäßmuskulatur. Wenn Sie

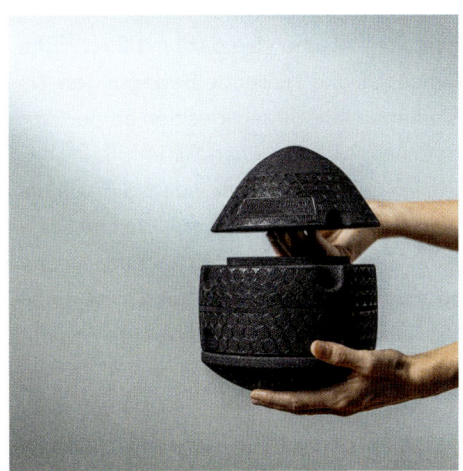

*Rundbasis, Mittelteil und spitzer Aufsatz für intensives Massieren mit wippenden Bewegungen.*

schon geübt sind, können Sie auch auf der Rundbasis zusätzlich in die Rückbeuge gehen, um die Hüftbeuger zu dehnen.

## FÜR EINSTEIGER: MASSAGE IM STEHEN

Das Üben an der Wand eignet sich perfekt für Einsteiger. Nutzen Sie hierfür am besten den Aufsatz Ihrer Wahl und eventuell auch die Erhöhung. Ihren ISG-Ischias-Retter halten Sie an die Wand und lehnen sich dann mit einer Gesäßhälfte dagegen. (1) Achten Sie bitte unbedingt darauf, dass der Retter beim Üben stets an Ihrem Gesäß sitzt, nicht am Kreuzbeinknochen.

Wenn Sie mit der Übung an der Wand vertraut oder bereits geübt sind, können Sie Ihre Massage mithilfe der Rundbasis intensiver gestalten. Machen Sie dazu mit Ihrer Hüfte wippende und kreisende Bewegungen. (2) Sie haben Ihre Übungsposition an der Wand gefunden? Dann suchen Sie empfindliche Stellen an Ihrem Gesäß, indem Sie sich ein wenig hin und her bewegen. Bleiben Sie auf einer dieser Stellen und üben Sie langsam Druck gegen den Aufsatz aus. Dosieren Sie den Druck so, dass der ausgelöste Schmerz intensiv ist, Sie aber noch entspannt ein- und ausatmen können. Lässt der Schmerz nach, geht's mit der nächsten empfindlichen Stelle weiter. Für Ihre andere Gesäßhälfte gehen Sie bei Bedarf genauso vor.

### FÜR ANFÄNGER & FORTGESCHRITTENE: MASSAGE IM SITZEN

Um im Sitzen zu üben, wählen Sie erneut den Aufsatz Ihrer Wahl und bei Bedarf das Mittelteil zur Erhöhung. Ihren ISG-Ischias-Retter stellen Sie auf den Boden oder einen Stuhl. Setzen Sie sich nun mit einer Gesäßhälfte darauf. Wichtig auch hier: Der Retter muss unter Ihrem Gesäß liegen, nicht unter dem Kreuzbein.
Für Fortgeschrittene bietet es sich an, den Massageeffekt mit der Rundbasis zu verstärken. (3)
Bereit? Dann geben Sie etwas Gewicht auf den Retter und suchen Sie Ihr Gesäß mit kreisenden Bewegungen nach empfindlichen Stellen ab. Sobald Sie eine Stelle gefunden haben, verharren Sie dort und erhöhen den Druck. Der ausgelöste Schmerz muss deutlich

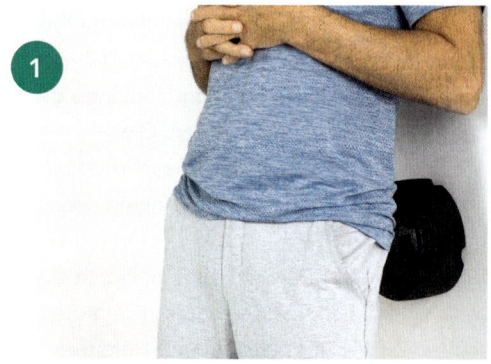

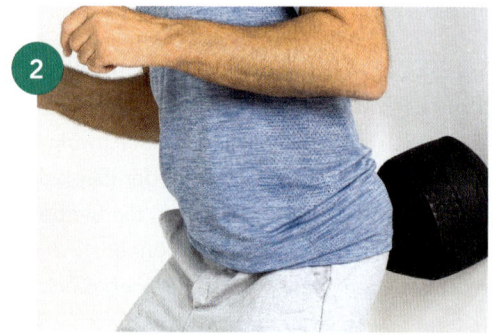

spürbar, aber gerade noch positiv sein. Müssen Sie die Zähne zusammenbeißen oder die Luft anhalten, ist die Intensität zu hoch. Sobald dieser Schmerz nachlässt, gehen Sie zur nächsten empfindlichen Stelle über und wiederholen die Massage bei Bedarf an der anderen Gesäßhälfte.

### FÜR FORTGESCHRITTENE: MASSAGE UND DEHNUNG IM LIEGEN

Sind Sie gut trainiert oder bereits mit den anderen Übungsvarianten vertraut? In diesem

Fall empfehlen wir Ihnen, den ISG-Ischias-Retter im Liegen anzuwenden. Auf diese Weise können Sie die wichtige Dehnung Ihrer Hüftbeuger ganz einfach in die Übung einbeziehen.

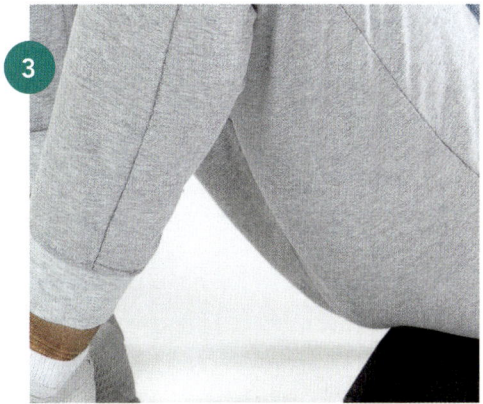

Nehmen Sie dafür Ihren bevorzugten Aufsatz, den Sie mit der Erhöhung und/oder der Rundbasis kombinieren können. Je höher der ISG-Ischias-Retter und je mehr Gewicht Sie darauf geben, desto herausfordernder, aber auch intensiver ist das Üben im Liegen.

Der Retter ist wunschgemäß aufgebaut? Dann haben Sie verschiedene Übungsmöglichkeiten:

- Sie gehen auf Ihre Übungsmatte, legen sich auf den Rücken, heben Ihre Hüfte an und schieben den Retter unter eine Gesäßhälfte. Lassen Sie beide Beine aufgestellt oder strecken Sie ein Bein langsam nach vorne aus, um die Dehnung zu spüren. (4)

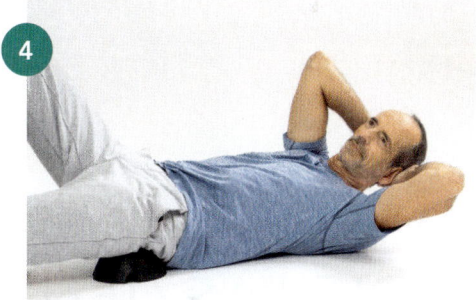

- Sie setzen sich zunächst mit einer Gesäßhälfte auf den ISG-Ischias-Retter und lehnen sich langsam und von Ihren (Unter-)Armen geführt nach hinten auf den Boden ab. Ihre Beine stellen Sie leicht gebeugt auf oder strecken ein Bein langsam nach vorne aus. (5)

Haben Sie die für sich richtige und angenehme Dehnungsposition gefunden, suchen Sie Ihre Gesäßhälfte nach empfindlichen Stellen ab, indem Sie sich langsam leicht hin und her bewegen oder mit dem Becken wippende Bewegungen ausführen (auf der Rundbasis).

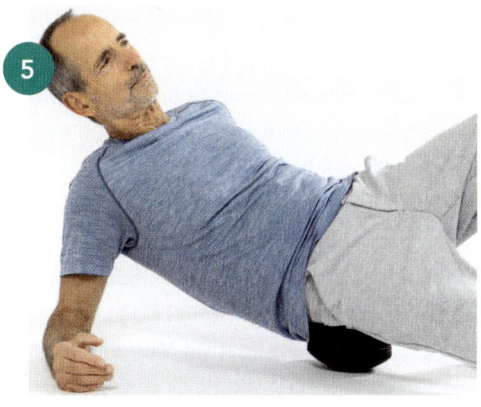

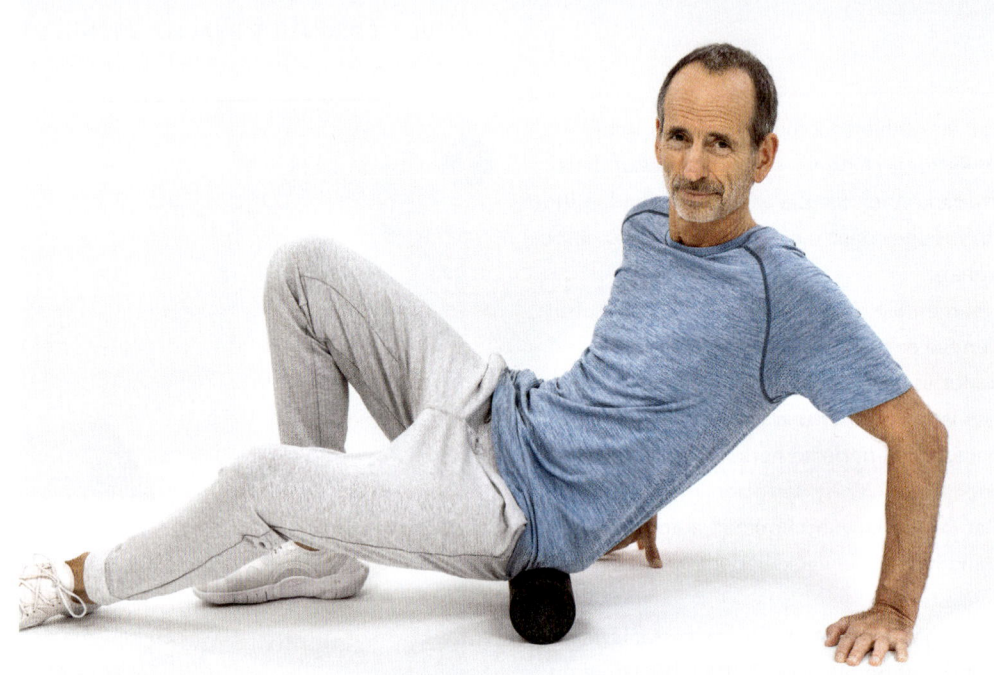

# DIE FASZIEN-ROLLMASSAGE

Wir haben unsere Faszien-Rollmassage entwickelt, um vor allem auf zwei Ebenen Wirkungen zu entfalten, die den Effekt der Liebscher & Bracht Übungen® unterstützen und Ihnen dabei helfen, sie besser auszuführen. Einerseits regt die Massage den Stoffwechsel im Gesäß, rund um die Hüfte und in den Beinen an, andererseits lässt sie Muskeln und Faszien entspannter und flexibler werden.

## WIRKUNG AUF ZWEI EBENEN

Die erste Wirkungsebene ist die des Stoffwechsels. Wenn Sie Gesäßschmerzen haben, dann ist das untrennbar damit verbunden, dass der Stoffwechsel im und rund ums Becken heruntergefahren ist. Das liegt daran, dass der Stoffwechsel direkt von der Muskelbewegung beeinflusst wird. Diese wirkt wie eine Pumpe und unterstützt den Blutkreislauf und das Lymphsystem dabei, wichtige Nährstoffe in die Peripherie des Körpers zu transportieren und Stoffwechselabfälle zurück zu den Ausscheidungsorganen zu bringen. Gerade für das Gesäß und die Beine spielt die Bewegung eine große Rolle, da sie weit vom Herz entfernt sind. Der Stoffaustausch über die kleinen Blutgefäße (Kapillaren) und vor allem in den Zwischenzellräumen ist hier auf das Laufen und andere Beinbewegungen angewiesen.

Wussten Sie, dass wir genetisch darauf eingerichtet sind, etwa 40 Kilometer am Tag zu laufen? Unsere Beine sind also schon wegen des heutigen allgemeinen Bewegungsmangels unterversorgt – durchschnittlich legen wir nur noch 800 Meter (!) am Tag zurück. Wer nun Schmerzen im Gesäß oder Ausstrahlungen die Beine hinunter hat, bewegt sich meist noch weniger, sodass die Umgebung der Hüfte und die Beine schließlich stark unterversorgt sind. Da die Muskeln, die oft für die Beschwerden des Ischias verantwortlich sind, die Bewegung des Hüftgelenkes und die Überlastung des ISG auslösen, kann jedoch der Stoffwechsel des ganzen Beins betroffen sein.

Sie können sich das wie einen Teich vorstellen, der einen viel zu geringen Zu- und Ablauf hat und in dem Schlingpflanzen (verfilzte und verklebte Faszien) wuchern: Er wird immer mehr verdrecken und degenerieren. Vergleichbares spielt sich in den Körpergeweben bei fehlender Bewegung und minimiertem Stoffwechsel ab. Mithilfe unserer Faszien-Rollmassage regen wir diesen Stoffwechsel gezielt wieder an. Dadurch, dass die Fasziengewebe ausgedrückt werden wie ein Schwamm, soll das »schmutzige Wasser« herausgedrückt werden, damit frisches Wasser aus dem Kapillarsystem nachfließen kann. Wir möchten dadurch Stoffwechselabfälle (Zellreste, überschüssiges Eiweiß, andere abgelagerte Stoffe, die nicht ausgeschieden werden konnten) wieder »in Umlauf bringen«, damit sie dorthin gebracht werden, wo der Körper sie verwenden, recyceln oder ausscheiden kann. Da bei Gesäßschmerzen parallel der Knorpel und andere Bereiche im und um das ISG herum hungern, wollen wir Nährstoffe und Sauerstoff dorthin »schieben«, wo der Körper sie braucht, um zu reparieren, zu renovieren oder seine Vorratsspeicher zu füllen.

Je mehr wir den Hüftbeuger, das Gesäß mit dem dort verlaufenden Ischias und das ganze Bein wieder in Funktion bringen, desto mehr können unsere Übungen und schließlich das

### ZUM TAGESAUSKLANG

Wir gehen davon aus, dass Sie diese Rollmassagen lieben lernen. Sie können Sie begleitend zum Tagesausklang – gern gemeinsam rollend – mit Gesprächen oder Musikhören oder auch dem Fernsehen kombinieren und anschließend völlig entspannt schlafen.

Laufen die Aufgabe übernehmen, für den optimalen Stoffwechsel zu sorgen.

Die zweite Wirkungsebene ist die der Muskeln und Faszien, die durch die Rollmassage zusätzlich entspannt und in Richtung zunehmende Flexibilität umstrukturiert werden sollen. Durch die Faszien-Rollmassage werden sehr viele unterschiedliche Rezeptoren in den Muskeln, Faszien, Sehnen und an den Knochen aktiviert und geschaltet und dadurch eine deutlich spürbare zusätzliche Entspannung erreicht. Dieser entspanntere Zustand macht es Ihnen leichter, die korrekten Körperpositionen für die Übungen einzunehmen. Das Ausrollen des Gesäßes wird Ihnen meist sofortige Erleichterung bringen.

## WAS IST DAS BESONDERE AN DER FASZIEN-ROLLMASSAGE?

Es gibt zwei Besonderheiten an der von uns entwickelten Rollmassage. Die erste ist die Verwendung der von uns entwickelten Rollen und Kugeln. Ihre Form und Festigkeit machen es wahrscheinlicher, die Ergebnisse zu erreichen, die Sie sich wünschen. Zu den Hintergründen lesen Sie bitte die Erläuterungen ab Seite 103.

Die zweite Besonderheit ist die spezielle Rolltechnik. Wir rollen immer in eine Richtung, nämlich in die Rückflussrichtung des Blutes, die auch die Richtung des Lymphflusses ist. Wir rollen sehr langsam und sehr fest. Wenn überhaupt, dann ist es nur so möglich, den Stoffwechsel »anzuschieben«. Denn die Zwischenzellräume sind so winzig, dass die Flüssigkeit nur eine Chance hat, wirklich »mitbewegt« zu werden, wenn der Strömungsdruck hoch genug und die Vorwärtsbewegung langsam genug ist.

Dieses sehr langsame und kräftige Rollen hat noch einen weiteren wichtigen Vorteil: Es wirkt sich auf die Arbeit der Fibroblasten aus. Diese Fibroblasten sind Zellen im Bindegewebe, die die Faszie bauen und je nach Bedarf umbauen – Fäden wegnehmen, parallel hinzufügen, Bündel gestalten –, die also das Fasziengeflecht permanent verändern.

Wer ist der Baumeister, der den Fibroblasten vorgibt, was zu tun ist? Natürlich die Bewegung und die aus ihr resultierenden Belastungen. Steigt die Belastung, werden die Faszien verstärkt, sinkt sie, werden die Faszien abgebaut. Und jetzt wird es spannend. Finden nämlich bestimmte Bewegungen nicht mehr statt, werden manche Gelenkwinkel nicht mehr eingenommen, dann entartet die Faszie: Sie verfilzt – ähnlich wie ein herrlich weicher, dehnbarer Wollpullover zu einem kratzenden, steifen Etwas mutiert, wenn er zu heiß gewaschen wird. Die wohlgeordnete, flexible Faszienstruktur, vergleichbar mit der einer hochelastischen Damenstrumpfhose, verfilzt zunehmend und die eigentlich lockeren Schichten aus Bindegewebe verkleben. Dadurch wird das gesamte muskulär-fasziale System immer unnachgiebiger, steifer und fester.

# DIE FASZIEN-ROLLMASSAGE

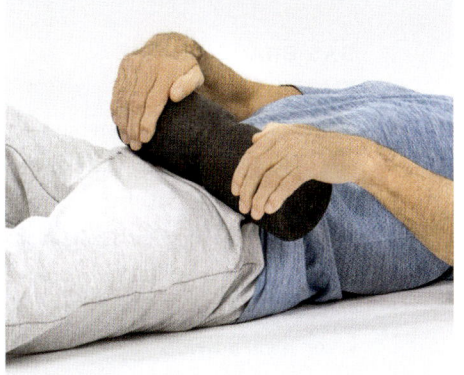

*Die Rollmassage regt den Stoffwechsel an, wirkt entspannend und vermittelt Ihnen ein gutes Körpergefühl.*

## SO WENDEN SIE DIE FASZIEN-ROLLMASSAGE AN

- Rollen Sie die in den folgenden Anleitungen angegebenen Bereiche in Pfeilrichtung: Mit der Medi- und der Mini-Rolle rollen wir immer in eine Richtung.
Mit der Medi- und der Mini-Kugel rollen wir in kleinen Spiralen entlang einer vorgegebenen Linie – dabei werden die Faszie und die Rezeptoren in diesem Bereich eher punktuell angesprochen und die Zwischenzellflüssigkeit wird ringsum verdrängt.
- Nehmen Sie sich am besten so viel Zeit, dass Sie so langsam wie möglich rollen können – kurz vor dem Stehenbleiben.
- Bleiben Sie beim Rollen immer in Bewegung. Nur wenn Sie das Verlangen verspüren, den Druck an einer Stelle länger zu genießen, verweilen Sie so lange, wie es sich gut anfühlt und die Entspannung sich bemerkbar macht.
- Für die Faszien-Rollmassage gibt es keine zeitliche Obergrenze. Wir empfehlen, sie einmal täglich zu machen und dabei so lange, wie es Ihnen möglich ist. Sie sollten aber mindestens einmal dem beschriebenen Ablauf komplett folgen. Einmal in der Woche legen Sie einen Ruhetag ein, damit der Körper nacharbeiten kann.

Aus der Faszienforschung ist bekannt, dass Fibroblasten sensibel auf Richtungs- und Spannungsänderungen reagieren. Dank ihrer Zellfortsätze können sie Signale aus ihrer Umgebung aufnehmen – beispielsweise mechanische Reize durch Bewegung.

Wir gehen davon aus, dass mithilfe einer Faszien-Rollmassage derartige »Bewegungssignale« ins Gewebe gebracht werden können, wenn sehr druckvoll und durchgängig gerollt wird. Auf diese Weise könnte das Faszienrollen als Auftraggeber für die Fibroblasten dienen, um die Struktur der Faszie anzupassen und gesund zu erhalten.

## Die Schwerkraft oder die eigene Kraft nutzen

Es gibt zwei Möglichkeiten, einen hohen Anpressdruck aufzubauen:

- Sie nutzen die Schwerkraft, geben Ihr Gewicht auf die Rolle oder Kugel ab und stellen oder legen sich dafür auf den Boden oder lehnen sich gegen eine Wand. Solange es Ihnen schwerfällt, sich am Boden abzustützen, sollten Sie an der Wand üben. Das Rollen am Boden sollten Sie aber immer wieder ausprobieren. Stützen Sie sich zunächst vor allem auf Ihre Knie und Ihre Unterarme und legen Sie Ihren Körper so weit wie nötig auf dem Boden ab. Der Rest ergibt sich durch stetiges Üben und Ausprobieren. Die Belohnung – über die Schmerzfreiheit hinaus – ist meist eine Bewegungsfitness, die immer besser wird und Ihren Alltag zunehmend leichter macht. Beim Rollen ist es wichtig, dass Sie jederzeit Kontrolle über den Anpressdruck haben, denn die durch das Rollen ausgelöste Schmerzintensität sollte ja gerade noch gut auszuhalten sein. Dies ist hier allerdings nicht so entscheidend wie bei den Körperübungen und der Osteopressur, wo die Intensitätsspanne wichtiger für ein gutes Ergebnis ist.
Stellen Sie bitte auch sicher, dass Sie nicht abrutschen oder gar fallen können.
- Oder Sie greifen die Rolle oder Kugel und pressen sie, während Sie rollen, gegen den entsprechenden Körperbereich. Setzen Sie dafür bitte möglichst alle Finger beider Hände gleichzeitig ein. Das geht natürlich nur in Körperpositionen, in denen Sie sich nicht mit einer Hand abstützen müssen. Die Finger beider Hände gleichzeitig zu benutzen ist wichtig, weil Sie nur so den Druck mit einer Hand halten können, während die andere Hand die Rolle weiterbewegt. Ansonsten würden Sie den Druck beim Umgreifen unterbrechen.

Wann immer es Ihnen möglich ist, sollten Sie die Schwerkraftvariante nutzen, da Sie so einen höheren Druck erzeugen können und nicht umgreifen müssen.

### DAS BRAUCHEN SIE FÜRS ÜBEN

- 10 bis 15 Minuten Zeit und Ruhe.
- Je nach den Varianten, die Sie üben möchten, einen Platz auf festem Boden, eine Wand, an die Sie sich lehnen können, einen Stuhl oder ein anderes Sitzmöbel.
- Vor allem unser Faszien-Rollmassage-Set – oder alternative Hilfsmittel (siehe ab Seite 56).
- Wenn Sie Ihre Möglichkeiten erweitern möchten: zusätzlich die Maxi-Rolle und die Kugel-Rolle (alternativ einen nicht komplett aufgepumpten Football).

# WARUM WIR DIE FASZIENROLLEN UND DRÜCKER ENTWICKELT HABEN

*Wie die Schlaufe und unsere »Retter« gewährleisten auch die Rollen und das Drücker-Set, dass Sie sich als medizinischer Laie bei Schmerzen optimal selbst helfen können.*

Vor einigen Jahren begann der Boom mit den Faszienrollen im Zuge der Ergebnisse aus der Faszienforschung. Auch wir wollten natürlich unseren Schmerzpatienten damit helfen. Deshalb experimentierten wir mit den unterschiedlichsten Rollen, fanden aber, dass die meisten viel zu hart waren und die wenigen weichen, die es gab, zu weich. Außerdem hatten sie so große Durchmesser, dass man mit ihnen tendenziell nicht die beabsichtigten Druckwellen ins Gewebe bringen konnte. Wir entwickelten daher ein eigenes vierteiliges Set, bestehend aus zwei Rollen und zwei Kugeln von unterschiedlicher Größe, die alle Anforderungen unserer Selbsthilfetechnik perfekt erfüllen.

### Das Basis-Vierer-Set

- Die **Medi-Rolle** hat einen deutlich kleineren Durchmesser als viele herkömmliche Rollen. Ihre umlaufende Vertiefung macht es Schmerzpatienten möglich, in Bereichen hoher Empfindlichkeit effektiven Druck aufzubauen. Die Rolle ist für beste Ergebnisse an der Oberfläche zunächst weicher und wird nach innen hin immer fester.
- Die **Mini-Rolle** ist deutlich fester als die Medi-Rolle und dadurch in der Lage, die Faszie beispielsweise an der Fußsohle bestmöglich anzusprechen, ohne die Knochenhaut der empfindlichen Fußknöchelchen zu sehr zu reizen.
- Die **Medi-Kugel** und die **Mini-Kugel** sind mit ihren jeweiligen Durchmessern für wichtige Bereiche des Kopfs und Beckens optimiert.

Die Faszien-Rollmassage ist ein ergänzender, aber dennoch wichtiger Teil Ihrer Selbsthilfe.

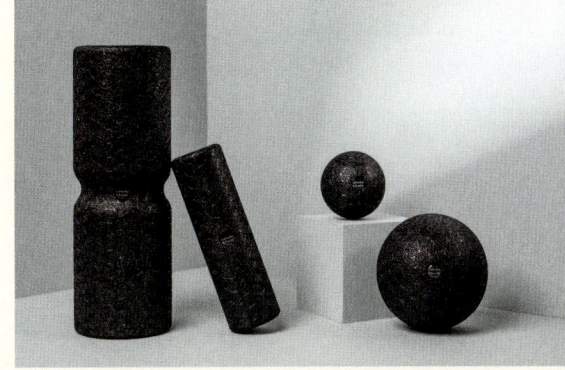

*Unser vierteiliges Faszien-Set (v. l.): Medi-Rolle, Mini-Rolle, Mini-Kugel und Medi-Kugel.*

Viele Patienten können, wenn sie regelmäßig rollen, ihre Übungen besser ausführen, haben Abwechslung und gerade Ältere absolvieren quasi nebenbei ein zusätzliches Beweglichkeits- und Ansteuerungstraining.

*Weitere Rollen*
Zusätzlich zum Vierer-Set haben wir zwei weitere Rollen entwickelt, um zeitsparend größere Flächen rollen und von einer neuen Rolltechnik profitieren zu können.
- Die **Maxi-Rolle** hat – wie die Medi-Rolle – eine umlaufende Vertiefung, aber einen größeren Durchmesser und ist länger. Sie eignet sich für das Ausrollen der gesamten Rumpfbreite, auch bei schwereren und großen Menschen. Außerdem ermöglicht sie das Rollen beider Beine gleichzeitig und kann auch bei extremer Empfindlichkeit genutzt werden, da sich der Druck mehr verteilt.
- Die Kugel- oder Schaukel-Rolle ist nicht mehr erhältlich.

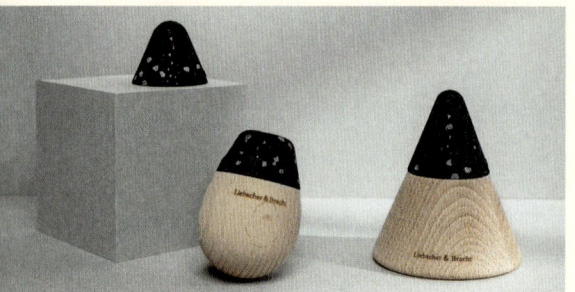

*Das Drücker-Set für die Osteopressur.*

## DIE ENTWICKLUNG UNSERES DRÜCKER-SETS

Immer häufiger erlebten wir bei der Osteopressur-Behandlung, dass Patienten oder Begleitpersonen Interesse daran zeigten, sich selbst auf diese Weise helfen zu können. Da das Drücken eine natürliche Alternative zu Schmerzmitteln sein kann und keinerlei negative Nebenwirkungen hat, entschlossen wir uns, eine für Laien umsetzbare Variante der Osteopressur zu entwickeln.

Wir mussten also etwas entwickeln, mit dem auch Laien eine Chance haben, die meist hohe Wirksamkeit des Drückens bei der Selbstbehandlung zu erreichen. Daraus entstand unser Drücker-Set, das es möglich macht, den Druck durch spezielle Aufsätze so zu erzeugen, dass der schmerzbefreiende Effekt ausgelöst werden kann.

*Das Drücker-Set*
Es besteht aus fünf Teilen: Der **Kugelgriff** liegt in der Handfläche, sodass der Druck durch den Arm erzeugt werden kann, nicht durch die viel schwächeren Finger. Der **Kegelhalter** ermöglicht den Einsatz der Schwerkraft. Er wird gegen den Boden oder die Wand gelehnt, sodass nicht einmal Armkraft aufgebracht werden muss und Bereiche am Rücken, die man selbst sonst nicht erreichen könnte, auch bequem zu drücken sind. Drei verschiedene Formen der aufsteckbaren **Aufsätze** decken alle nötigen Druckvarianten für alle »Körperecken« ab.

# GESÄSS UND KREUZBEIN

*Für das Rollen dieses Bereiches können Sie überhaupt nicht zu viel Zeit investieren. Jede Minute lohnt sich, insbesondere am Gesäß alle Spannungen aufzuspüren.*

Wir schlagen vor, das Gesäßrollen auf dem Boden zur internationalen Fernsehhaltung zu küren. Anschließend schweben Sie. ☺

## GRUNDMASSAGE

- *Auf der Medi-Rolle im Sitzen:* Beginnen Sie in der Mitte des Oberschenkels und rollen Sie über das Gesäß bis zum oberen Rand Ihres Beckens. (1)
- Sie können weitere Durchgänge machen und dabei die Rolle mehr seitlich nach innen oder außen positionieren. Rollen Sie inklusive und exklusive Kreuzbein. Je weiter außen Sie rollen, desto mehr sollten Sie das Becken seitlich kippen.

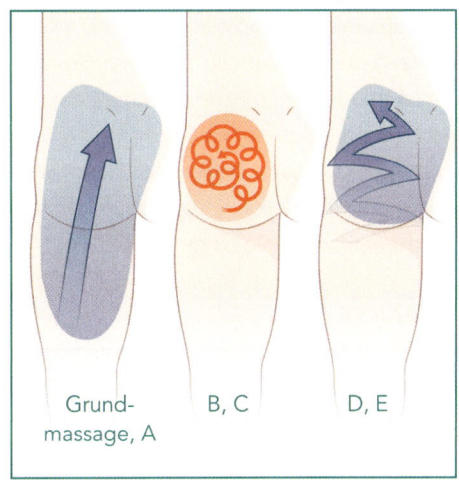

Grund-massage, A    B, C    D, E

*Massieren Sie den betroffenen Bereich mit den Rollen flächig und mit der Medi-Kugel in kleinen Spiralen.*

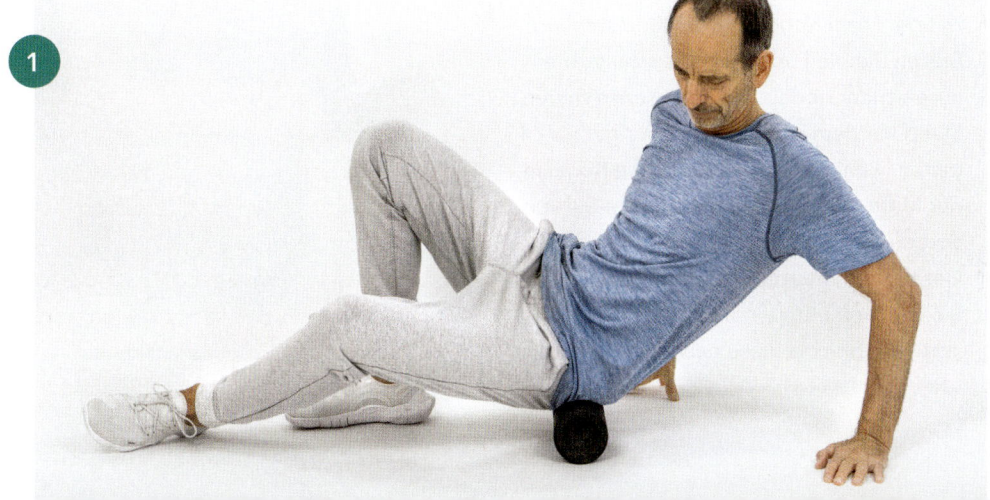

## VARIANTE A

- *Mit der Medi-Rolle an der Wand stehend:* Halten Sie die Rolle in der Anfangsposition, also am unteren Rand des Gesäßes, und lehnen Sie sich dagegen. Gehen Sie langsam so weit in die Knie, wie Ihre Kraft reicht, und versuchen Sie, bis zur Oberkante des Beckenknochens zu rollen.
- Wenn der Weg zu kurz ist, wenn Sie also nicht hoch genug rollen konnten, dann halten Sie die Rolle an der erreichten Körperstelle fest, lösen sich von der Wand, strecken die Beine wieder und beginnen dann erneut, in die Knie zu gehen.

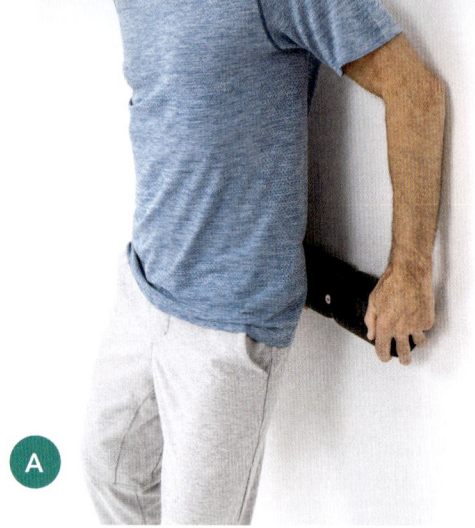

## VARIANTE B

- *Auf der Medi-Kugel in Seitenlage halb schräg abgestützt:* Rollen Sie in kleinen Spiralen, vor allem dort, wo die größte Druckempfindlichkeit ist. Suchen Sie die gesamte Beckenschaufel und das Kreuzbein danach ab.

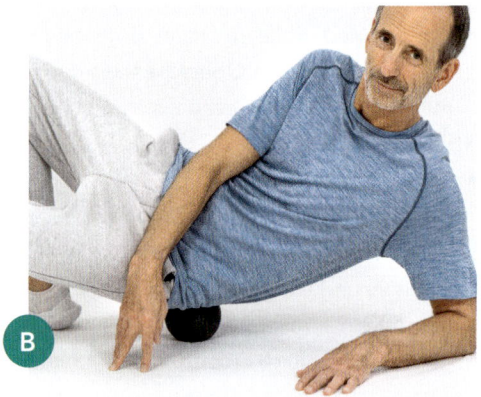

## VARIANTE C

- *Mit der Medi-Kugel an der Wand stehend:* Stellen Sie die Füße mehr als schulterbreit auseinander, sodass Sie in diesem sicheren Stand mit dem gesamten Körper gut »arbeiten« können. Platzieren Sie die Kugel in der Mitte des Gesäßes und suchen Sie von dort aus in immer größeren Spiralen die Gesäß- und Kreuzbeinfläche ab. Dort, wo Sie eine hohe Empfindlichkeit feststellen, »kreisen« Sie, bis diese nachlässt.

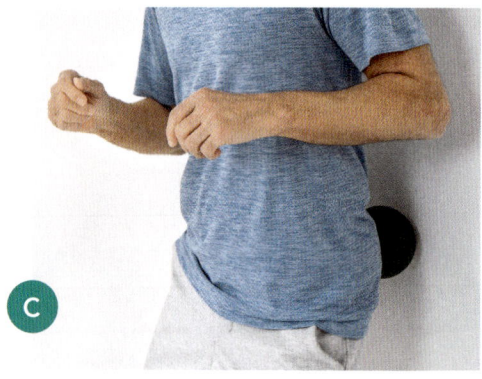

DIE FASZIEN-ROLLMASSAGE

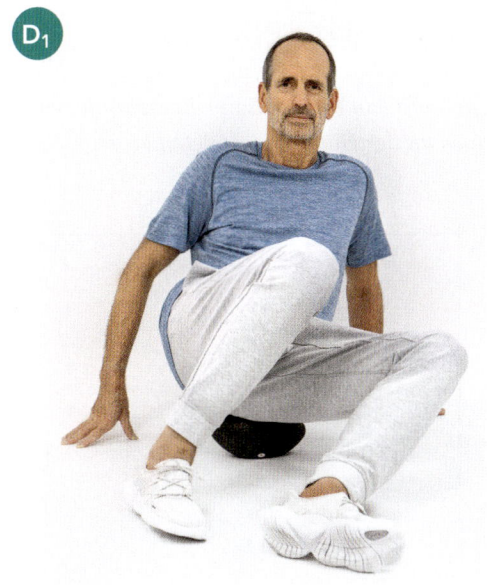

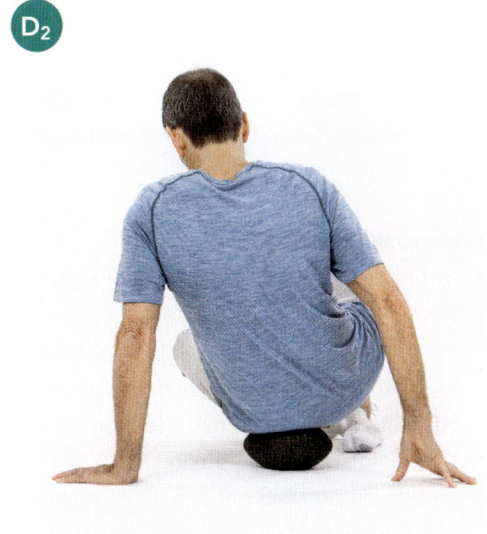

## VARIANTE D

- *Auf der Kugel-Rolle im Sitzen:* Verwenden Sie die unterschiedlichen Durchmesser dieser Spezialform, um besser in bestimmte Bereiche hineinrollen zu können. Bewegen Sie sich dabei auch hin und her, um den Schaukeleffekt zu nutzen. ($D_{1-2}$)

## VARIANTE E

- *Mit der Kugel-Rolle an der Wand:* Positionieren Sie die Kugel-Rolle in unterschiedlichen Winkeln so, dass Sie die empfindlichen Stellen an Gesäß und Kreuzbein gut erreichen, und kombinieren Sie senkrechte und waagerechte Bewegungen.

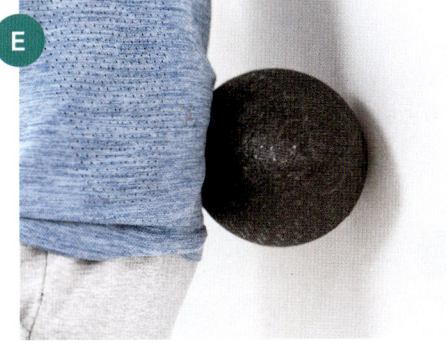

- Probieren Sie auch, die Kugel-Rolle mit der Spitze gegen die Wand zu lehnen (am besten festhalten) und im tiefen Gewebe nach Spannungsknoten zu suchen.

# VORDERSEITE DER BEINE

*Versuchen Sie, den großen vierteiligen Quadrizeps vor allem mittig bis zur Leiste umfassend abzurollen, da dort der Anteil liegt, der auch an der Hüftbeugung beteiligt ist.*

## GRUNDMASSAGE

- *Auf der Medi-Rolle im Liegen:* Beginnen Sie am Knie und bewegen Sie sich fußwärts, damit die Rolle am Bein hochrollen kann. Rollen Sie ab kurz vor der Leiste sehr vorsichtig, aber so intensiv wie möglich. (1)
- Wiederholen Sie diese Rollmassage und drehen Sie den Fuß mit dem Bein, das gerollt wird, einmal etwas nach außen und einmal etwas nach innen.

*Massieren Sie das betroffene Bein mit den Rollen flächig und mit der Mini-Kugel in kleinen Spiralen.*

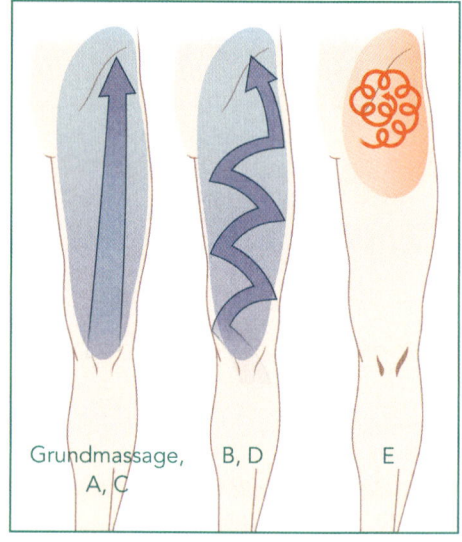

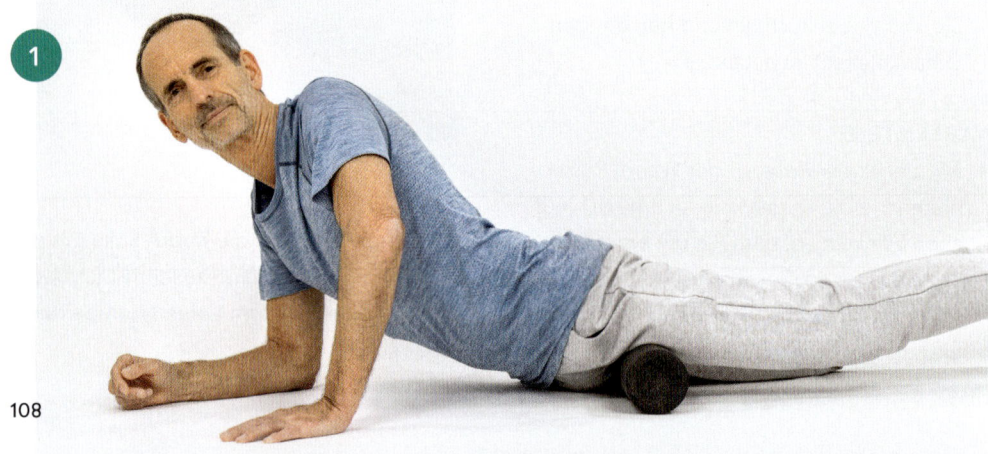

# DIE FASZIEN-ROLLMASSAGE

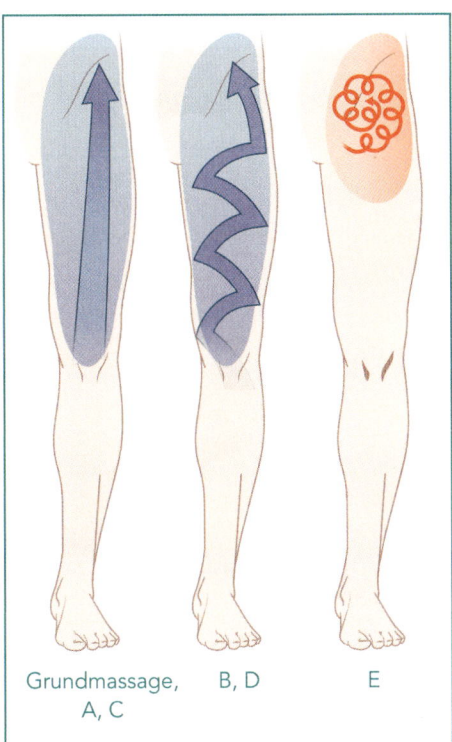

Grundmassage, A, C    B, D    E

*Massieren Sie das betroffene Bein mit den Rollen flächig und mit der Mini-Kugel in kleinen Spiralen.*

## VARIANTE A

- *Auf der Maxi-Rolle im Liegen:* Nutzen Sie diese Rolle, wenn Ihre Oberschenkel sehr druckempfindlich sind oder wenn Sie beide Beine gleichzeitig rollen möchten. ($A_{1-2}$)

## VARIANTE B

- *Auf der Kugel-Rolle im Liegestütz:* Benutzen Sie immer mal wieder die Kugel-Rolle, um unterschiedliche Flüssigkeitsverteilungen und Auspressintensitäten zu erreichen. Vergleichen Sie das Gefühl anschließend mit dem Effekt der anderen Rollen.

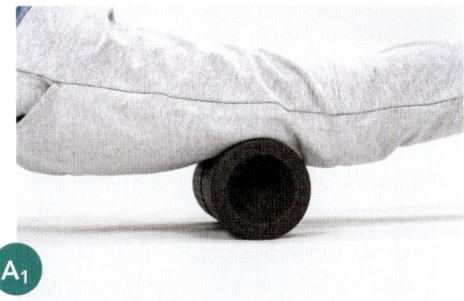

$A_1$

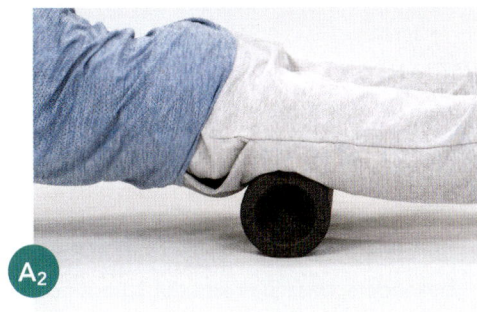

$A_2$

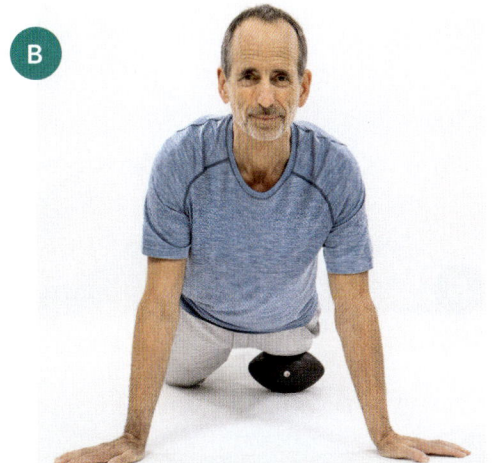

B

## VARIANTE C

- *Mit der Medi-Rolle im Sitzen:* Beginnen Sie knapp oberhalb des Knies und führen Sie die Rolle in Richtung Hüfte. Sobald es nötig ist, lehnen Sie sich zunehmend nach hinten, bis Sie schließlich liegen, um bis zum Hüftstachel rollen zu können. ($C_{1-2}$)
- Bei weiteren Durchgängen können Sie die Medi-Rolle mehr seitlich nach innen oder außen kippen.

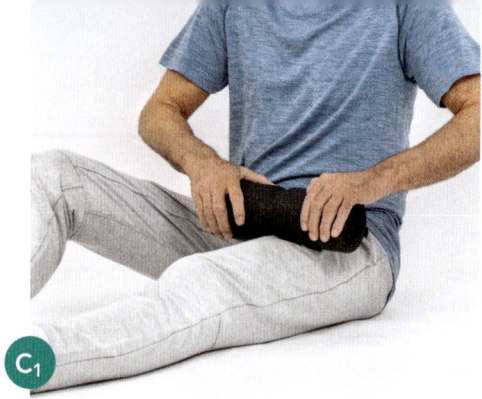

## VARIANTE D

- *Mit der Kugel-Rolle im Sitzen:* Rollen Sie über die Beinvorderseite vom Knie bis zum Hüftstachel – aber schaukeln Sie mit der Kugel-Rolle immer intensiv seitlich hin und her, während Sie sie langsam in Richtung Hüfte wandern lassen.
- Legen Sie sich auf den Rücken, wenn Sie im Bereich der Leiste angekommen sind, und suchen Sie zunächst den ganzen Bereich ab. Wenn Sie empfindliche Stellen finden, stellen Sie die Kugel-Rolle aufrecht und rollen vorsichtig mit der Spitze, indem Sie sie drehen und dabei weiterbewegen.

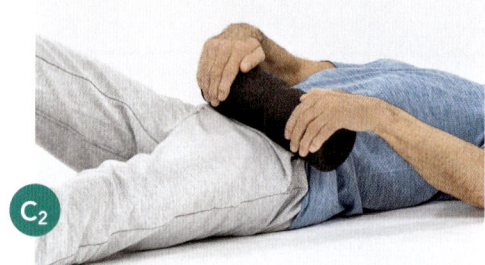

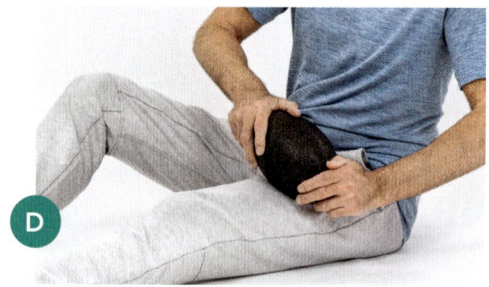

## VARIANTE E

- *Mit der Mini-Kugel auf dem Rücken liegend:* Rollen Sie sehr langsam und intensiv kleine Spiralen im Bereich der Leiste – dort, wo Sie die höchsten Empfindlichkeiten spüren. Beachten Sie in diesem Bereich besonders, dass Sie nicht auf 10 oder darüber gehen.

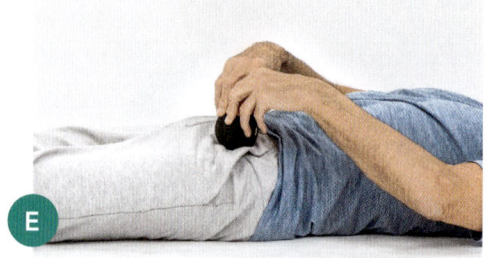

# RÜCKSEITE DER BEINE

*Auch die Beinrückseiten werden Ihnen das Rollen danken. Vor allem, wenn Sie dort vom Gesäß ausstrahlende Schmerzen haben, kann Ihnen das sehr guttun.*

## GRUNDMASSAGE

- *Auf der Medi-Rolle im Sitzen:* Massieren Sie das Bein von der Kniekehle bis zum Gesäß, indem Sie sich langsam in Fußrichtung über die Rolle schieben. Kippen Sie den Fuß nach links und rechts, damit Sie auch Randbereiche der Beinrückseite gut abrollen können. (1)
- Wenn Ihnen die Intensität noch zu gering ist, legen Sie das andere Bein über das betroffene Bein.

## VARIANTE A

- *Auf der Maxi-Rolle im Sitzen:* Wenn der Druckschmerz zu groß ist, verwenden Sie diese Rolle. So können Sie auch leichter beide Beinrückseiten gleichzeitig rollen.

## VARIANTE B

- *Auf der Medi-Kugel im Sitzen:* Wenn Sie im Bereich der hinteren Oberschenkel gezielter auf »Spannungssuche« gehen möchten, dann massieren Sie diese Bereiche in kleinen Spiralen.

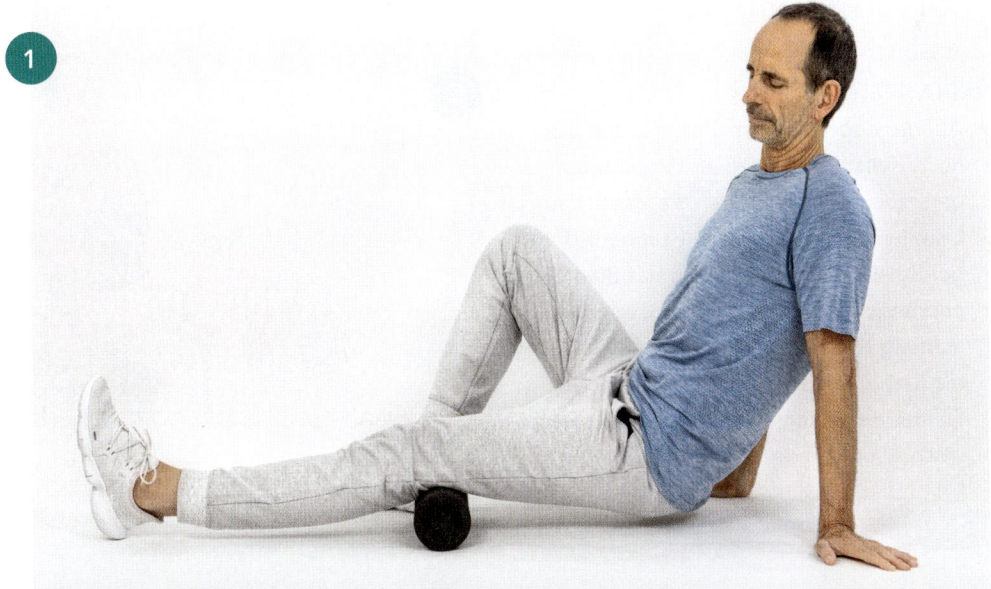

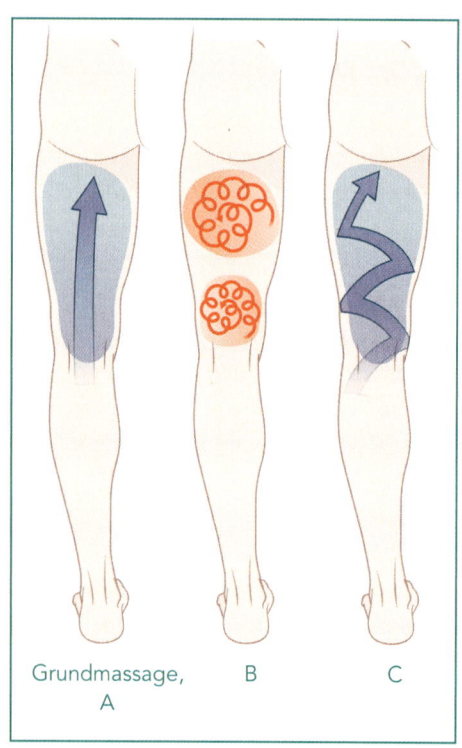

Grundmassage, A  B  C

*Massieren Sie das betroffene Bein mit den Rollen flächig und mit der Medi-Kugel in kleinen Spiralen.*

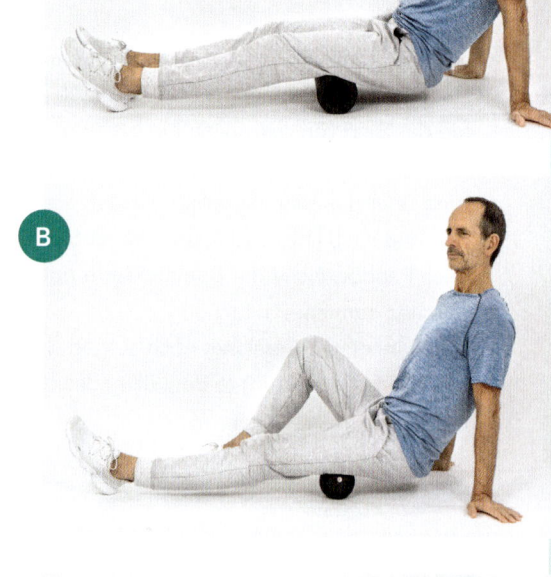

## VARIANTE C

- *Auf der Kugel-Rolle im Sitzen:* Wenn Sie noch vielfältigere Reize ins Gewebe bringen möchten, praktizieren Sie das Schaukelrollen mit Körpergewicht auf der Kugel-Rolle. Bewegen Sie dazu das Bein hin und her, während Sie sich langsam in Fußrichtung schieben und so die Kugel-Rolle die Beinrückseite hinauftreiben. Machen Sie das sehr intensiv, da sich dort oft Stoffwechselrückstände ablagern.

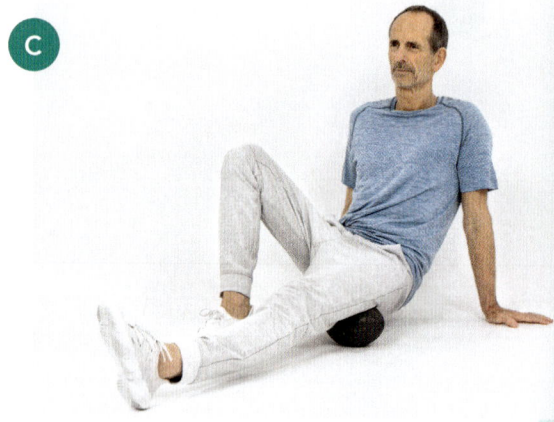

# AUSSENSEITE DER BEINE

*Hier sind die Beine meist höchst empfindlich – und die Massage hochgradig lohnenswert. Die Empfindlichkeit wird mit jedem Rollen abnehmen.*

Damit können auch die »Ischiasausstrahlungen« an der Außenseite verschwinden, die unserer Meinung nach häufig ein muskulär-fasziales Brennen sind.
Bitte beachten Sie die häufigen Spannungskonzentrationen im Bereich knapp unter dem oberen Beckenrand.

## GRUNDMASSAGE

- *Auf der Maxi-Rolle im Seitstütz:* Wenn auch bei Ihnen die Beinaußenseite sehr empfindlich ist, sollten Sie mit der Maxi-Rolle beginnen. Massieren Sie damit das Bein von knapp unter dem Knie bis unter den oberen Rand des Beckens. (1)

## VARIANTE A

- *Auf der Medi-Rolle im Seitstütz:* Sobald Ihre Beinaußenseite weniger empfindlich geworden ist, können Sie zur Medi-Rolle übergehen und Ihr Bein damit ebenfalls von unterhalb des Knies bis zum oberen Beckenrand massieren.

## VARIANTE B

- *Mit der Mini-Rolle im Sitzen:* Um gezielt Spannungskonzentrationen wegzumassieren, rollen Sie die Mini-Rolle mit beiden Händen über die Knieaußenseite und den äußeren Oberschenkel bis knapp unter den Beckenrand.

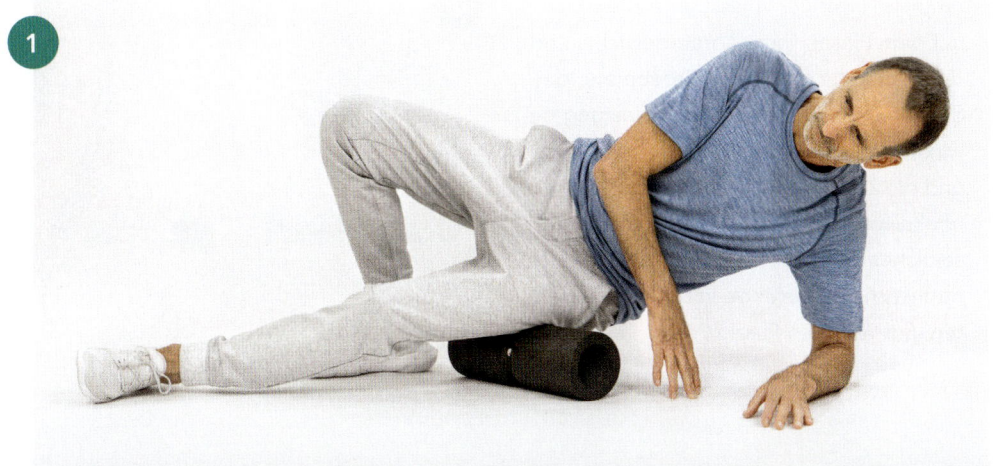

1

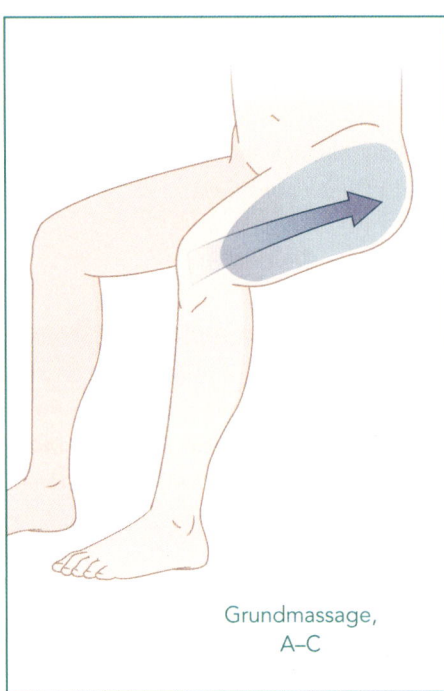

Grundmassage, A–C

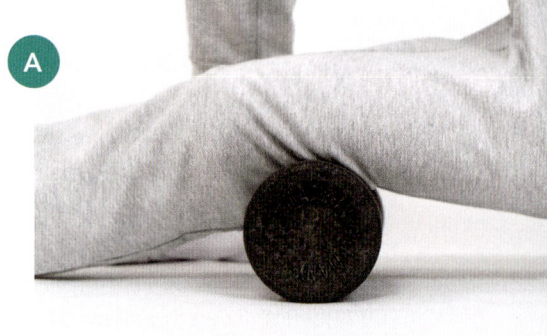

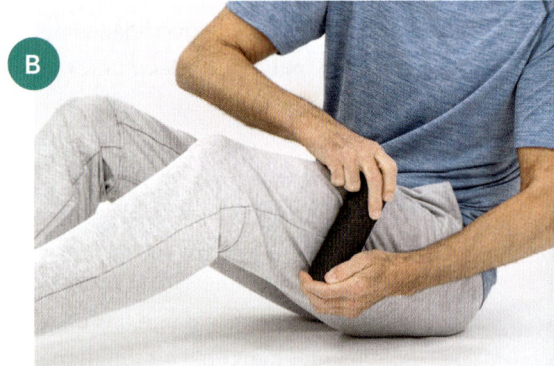

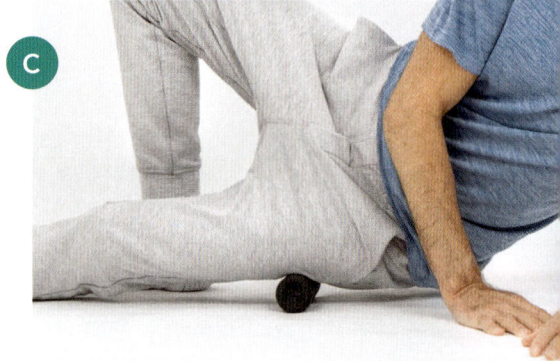

*Massieren Sie das betroffene Bein flächig mit der passenden Rolle.*

## VARIANTE C

- *Mit der Mini-Rolle im Seitstütz:* Wenn die Empfindlichkeit es zulässt, erreichen Sie mit dem Einsatz Ihres Körpergewichts und der Mini-Rolle die besten Ergebnisse, da Sie damit die größte Flächenbelastung bewirken, intensive Bewegungsreize auslösen und die Zwischenzellflüssigkeit besonders effektiv verschieben. Vor allem in diesem seitlichen Beinbereich lagern sich viele Stoffwechselrückstände in den oft verklebten und verfilzten Faszien ab.

DIE FASZIEN-ROLLMASSAGE

# INNENSEITE DER BEINE

*Hier lohnt sich maximaler Druck, da die Muskeln am Oberschenkel innen sehr voluminös sind. Lassen Sie sich Zeit und genießen Sie die Massage.*

## GRUNDMASSAGE

- *Auf der Medi-Rolle in aufgestützter Bauchlage:* Wenn Sie ausreichend beweglich sind, empfehlen wir Ihnen, das Bein von der Knieinnenseite bis zum Schritt mithilfe Ihres Körpergewichts auf der Medi-Rolle zu massieren. (1)

## VARIANTE A

- *Mit der Mini-Rolle im Sitzen:* Die Beininnenseite eignet sich hervorragend für den Einsatz der Mini-Rolle, da die Gewebeschichten durch die zahlreichen großen Muskeln, die hier verlaufen, sehr dick sind.

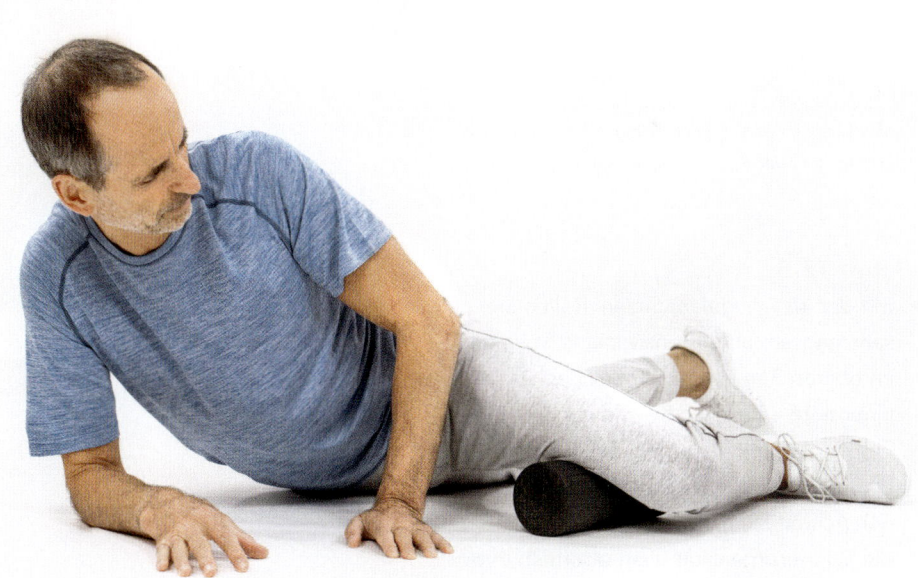

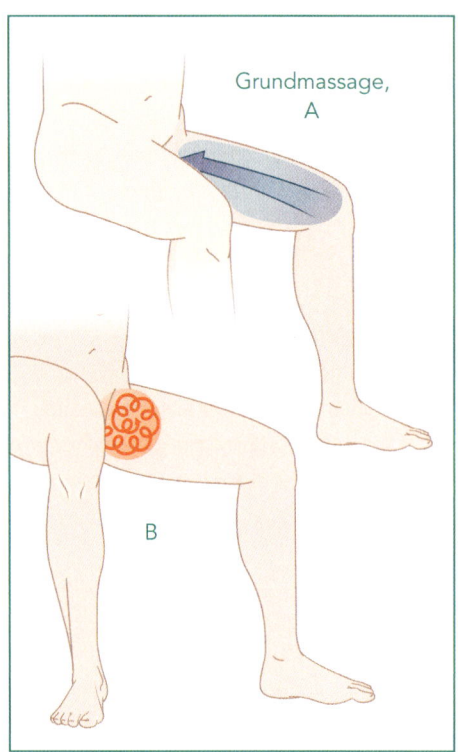

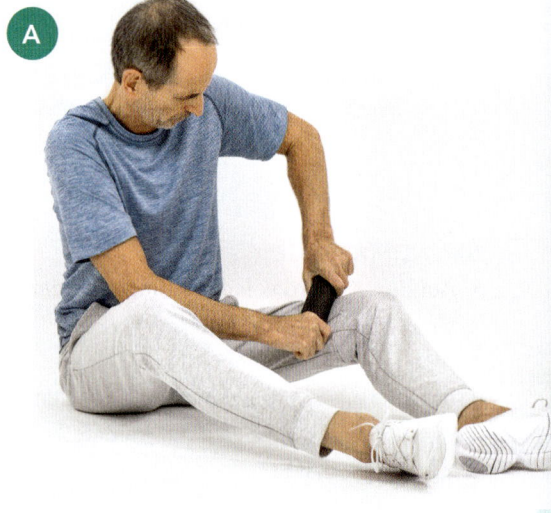

*Massieren Sie das betroffene Bein mit den Rollen flächig und mit der Mini-Kugel in kleinen Spiralen.*

## VARIANTE B

- *Mit der Mini-Kugel im Sitzen:* Rollen Sie sehr langsam und intensiv kleine Spiralen im oberen Bereich der Oberschenkelinnenseite – dort, wo Sie die höchsten Empfindlichkeiten spüren, vor allem auch im Bereich der Osteopressur (siehe Seite 64). Achten Sie hier besonders darauf, dass die Schmerzintensität nicht oberhalb Ihrer persönlichen Grenze liegt.

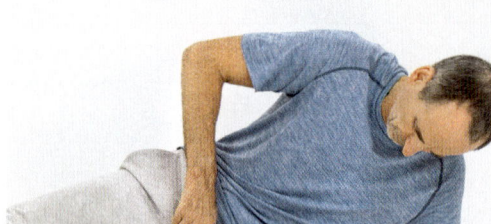

# DIE VISION VON LIEBSCHER & BRACHT

*Nun kennen Sie die Hintergründe vieler Gesäßschmerzen und wichtige Selbsthilfetechniken.*
*Wir freuen uns sehr, wenn Sie schon eine wohltuende Wirkung spüren.*
*Zum Ausklang möchten wir Sie noch an unserer Vision teilhaben lassen.*

Unser Einsatz wird von der Vision motiviert, allen Menschen ein schmerzfreies und gesundes Leben zu ermöglichen, denn in vielen Fällen gibt es eine wirksame Methode, Schmerzen natürlich zu behandeln und die häufig angewendeten Therapien entscheidend zu ergänzen.

Wahrscheinlich kennen Sie bereits den üblichen Behandlungsweg mit Medikamenten und Operationen, doch oft können Sie auch eine andere Richtung einschlagen, um zum Ziel der Schmerzfreiheit zu gelangen. Die zu hohen Spannungen der Muskeln und Faszien werden als Schmerzursache häufig noch nicht berücksichtigt. Probieren Sie daher die Übungen aus diesem Buch sowie ergänzend einige unserer Empfehlungen im Internet und auf Youtube. Dadurch stellen Sie fest, inwiefern Sie Ihre Beschwerden selbst beeinflussen und senken können.

Indem Sie sich gezielt für Bewegung entscheiden, nützliche Selbsthilfetechniken anwenden und sich zum Beispiel auch mit diesem Buch wichtige Gesundheitsinformationen aneignen, können Sie in vielen Fällen Ihre Schmerzen eigenständig senken.

## KOMMEN SIE IN BEWEGUNG

Regelmäßige Bewegung ist einer der wichtigsten Schritte hin zu einem schmerzfreien Leben. Nicht ohne Grund betonen Gesundheitsorganisationen immer wieder, wie wichtig Bewegung ist. Die Weltgesundheitsorganisation (WHO) misst allen Bewegungsarten eine gesundheitsfördernde Wirkung bei, wenn sie regelmäßig und in entsprechender Dauer und Intensität durchgeführt werden.[62] Mobilisationstechniken, die auch muskulär-fasziale Spannungen abbauen, werden unter anderem von der US-amerikanischen Fachgesellschaft für chronische Schmerzen (ACPA) als positive Maßnahmen bei chronischen Schmerzen angesehen.[63]

## SELBSTHILFE FÜR SCHMERZPATIENTEN

Mit unseren Übungen möchten wir Ihnen Hilfe zur Selbsthilfe anbieten. Viele Schmerzpatient*innen haben das Gefühl, ihren Beschwerden hilflos ausgeliefert zu sein. Mit unserem Informationsangebot und über 1500 kostenfreien Übungsvideos auf Youtube möchten wir Sie motivieren, die empfohle-

**WIR SIND IMMER FÜR SIE DA**

Bitte vergessen Sie nicht: Bei Unsicherheiten aller Art, bei Fragen und allem, was Sie interessiert, sind wir für Sie da. Lassen Sie sich gerne auch von unseren zertifizierten Liebscher & Bracht-Therapeut*innen behandeln, um die Ursachen Ihrer Beschwerden zu ergründen und zu beheben. Oder Sie kommen zunächst nur einmal, um sicherer zu sein, dass unsere Therapie Ihnen hilft, und sich die Selbsthilfetechniken zeigen zu lassen.

Sie können sich natürlich mit diesem Buch auch direkt selbst helfen – bei anderen Beschwerden vielleicht mit einem der anderen Bücher, die wir geschrieben haben – sowie mit den zahlreichen Videos auf Youtube oder mithilfe des Informationsangebots auf unserer Internetseite. Sie können die Liebscher & Bracht-Übungsgruppen besuchen. Oder Sie können diese und weitere Möglichkeiten so kombinieren, wie Sie möchten.

Im Therapeuten-Finder auf unserer Website finden Sie von uns ausgebildete Ärzte, Heilpraktiker, Physio- und andere Therapeuten. Seien Sie gewiss, dass sich alle dort aufgeführten Therapeut*innen einer permanenten Qualitätssicherung unterziehen und sich regelmäßig von unseren Prüfern neu zertifizieren lassen.

nen Bewegungsübungen regelmäßig durchzuführen. Insbesondere die selbstständige Aktivität zu Hause kann Ihre Gesundheitsfürsorge unterstützen und Behandlungsergebnisse positiv beeinflussen.[64] Dazu empfehlen verschiedene medizinische Fachgesellschaften auch Übungsprogramme wie unsere mit einer Kombination aus Dehnung, Krafttraining und Mobilitätsübungen.[66]

**GUT INFORMIERT**

Mit diesem Buch und all unseren Beiträgen im Internet möchten wir Ihnen den Zugang zu Gesundheitsinformationen vereinfachen, damit Sie sich wertvolles Wissen anlesen und das Gelernte eigenständig anwenden können.

Denn klar ist: Wer sich bei Schmerzen selbst helfen möchte, sollte zunächst verstehen, woher sie kommen. Damit dies jedem Menschen unabhängig von Alter, Bildungsgrad und Beruf gelingt, geht es mehr denn je um klare Informationen und einen einfachen Zugang zu Gesundheitswissen.[66, 67] Diesem Anspruch haben wir uns im Rahmen unserer Vision verpflichtet.

Wir hoffen, Sie damit zu unterstützen, und wünschen viel Erfolg auf Ihrem Weg in die Schmerzfreiheit.

Ihre Petra Bracht und
Roland Liebscher-Bracht

## WIR BEGLEITEN SIE GERN!

Wir möchten Ihr lebenslanger Begleiter für Ihre Schmerzfreiheit sein. Dazu bieten wir Ihnen alle Unterstützung, die Sie benötigen. Mehr dazu unter: www.liebscher-bracht.com

## Unsere Gratisangebote

- Übungsanleitungen und Informationen in über 1500 Youtube-Videos.
- Informative Artikel und Videos, die zudem unter den jeweiligen Schmerz-Suchbegriffen im Internet abrufbar sind.
- Die Beantwortung Ihrer Fragen bei unserem Liebscher & Bracht-Service oder bei den zertifizierten Liebscher & Bracht-Therapeut*innen.

## Sie möchten mehr?

- Lesen Sie neben diesem Ratgeber unsere weiteren Bücher (siehe Seite 120).
- Erhalten Sie in unserer Liebscher & Bracht App ein individuelles Übungsprogramm, das Sie anhand verschiedener Schmerzbereiche ganz auf sich selbst zuschneiden können. Zusätzlich bekommen Sie hier jeden Tag ein neues Training, um gemeinsam mit Roland zu hohe Spannungen am gesamten Körper zu senken.
- Nutzen Sie die Schmerzfrei-Hilfsmittel, die ab Seite 52 näher beschrieben sind.
- Sie sind begeistert? Erkundigen Sie sich bei uns nach der Ausbildung zum zertifizierten Liebscher & Bracht Bewegungslehrer: https://lie-br.com/bewegungslehrer

## Sie wünschen sich erst einmal Hilfe?

- Lassen Sie sich von unseren zertifizierten Liebscher & Bracht-Therapeut*innen behandeln. Sie wenden die Profivariante der Osteopressur bei Ihnen an. Dadurch spüren Sie oft nach der ersten Behandlung, ob unsere Vorgehensweisen bei Ihren Schmerzen wirksam sind. So bekommen Sie Sicherheit und können sich noch einige Male behandeln lassen – oder Sie machen gleich allein weiter und helfen sich selbst.
- Sie können auch unsere zertifizierten Therapeut*innen aufsuchen und sich Ihr individuelles Übungsprogramm zusammenstellen lassen. Sie zeigen Ihnen alles ganz genau.
- Vielleicht besuchen Sie eine der von unseren Therapeut*innen und uns selbst angebotenen Übungsgruppen und lernen die Anwendung zusammen mit anderen Betroffenen.

Sie können unser Informationsangebot, unsere Dienstleistungen und unsere Hilfsmittel nutzen, um ein schmerzfreies Leben in voller Beweglichkeit zu erreichen. Profitieren Sie dabei von den schon jetzt zur Verfügung stehenden Angeboten und in Zukunft von allen Neuerungen, die wir entwickeln, und holen Sie sich, was Sie brauchen, um frei von Schmerzen und Bewegungseinschränkungen zu sein. Nutzen Sie unser Angebot, wie es Ihnen beliebt. Am wichtigsten ist dabei, dass Sie regelmäßig üben!

## BÜCHER, DIE WEITERHELFEN

### Ratgeber der Autoren
**Schmerzfrei und beweglich bis ins hohe Alter;** Mosaik Verlag
**Die Arthrose-Lüge;** Goldmann Verlag
**Deutschland hat Rücken;** Mosaik Verlag
**Knieschmerzen selbst behandeln;** GRÄFE UND UNZER VERLAG
**Rolle dich schmerzfrei;** Goldmann Verlag
**Kopfschmerzen selbst behandeln;** GRÄFE UND UNZER VERLAG
**Intervallfasten. Das 14-Tage-Einsteiger-Programm nach der Dr.-Petra-Bracht-Methode;** GRÄFE UND UNZER VERLAG
**Das Kochbuch zum Intervallfasten;** GRÄFE UND UNZER VERLAG
**Meine Gesundheitsformel. Gesund, schlank, glücklich;** GRÄFE UND UNZER VERLAG

### Autoren, die bei diesen Themen weiterhelfen
Prof. Dr. Claus Leitzmann: *Ernährungswissenschaften*
Dr. Michael Greger: *Krankheiten/Ernährung*
Christian Blank: *Schadstoffe in der Umwelt*
Thomas Myers u. Dr. Robert Schleip: *Faszienforschung*
Prof. Dr. Vladimir Nazarov: *Bewegung/Stoffwechsel*

## ADRESSEN, DIE WEITERHELFEN

**Liebscher & Bracht Büro/Verwaltung**
Kaiser-Friedrich-Promenade 111
D-61348 Bad Homburg
+49 (0)6172-139 59 89
service@liebscher-bracht.com

**Dr. med. Petra Bracht Liebscher & Bracht Gesundheitszentrum**
Kisseleffstraße 10
D-61348 Bad Homburg
+49 (0)6172-17 10 50
info@gesundheitszentrum-bad-homburg.de

### Online-Adressen
**Websites**
www.liebscher-bracht.com
www.drpetrabracht.de

**Kostenfreie Übungen**
www.youtube.com/@liebscher.bracht
www.instagram.com/liebscher.bracht
www.facebook.com/Schmerzspezialisten/
www.pinterest.de/liebscherbracht/
www.tiktok.com/@liebscher.bracht

**Die Liebscher & Bracht App**
www.lie-br.com/app

### Bezugsquelle
shop.liebscher-bracht.com
*Hier können Sie unsere Hilfsmittel und Bücher bestellen.*

# QUELLEN & STUDIEN

1 Suarez-Rodriguez, V. et al.: »Fascial Innervation: A Systematic Review of the Literature«; in: International Journal of Molecular Sciences 2022, 23: 5674 | Weiss, K., Kalichman, L.: »Deep fascia as a potential source of pain: A narrative review.«; in: Journal of bodywork and movement therapies 2021, 28: 82–86 | Langevin, H. M.: »Fascia Mobility, Proprioception, and Myofascial Pain«; in: Life 2021, 11: 668 | Stecco, A. et al.: »Fascial Components of the Myofascial Pain Syndrome«; in: Current Pain and Headache Reports 2013, 17 (8): 352

2 Ropper, A. H., Zafonte R. D.: »Sciatica«; in: The New England Journal of Medicine 2015, 372 (13): 1240–1248

3, 8 Fernandez, M. et al.: »Advice to Stay Active or Structured Exercise in the Management of Sciatica: A Systematic Review and Meta-analysis«; in: Spine 2015, 40 (18): 1457–1466

4 Cegla, T. H., Benscheid, H.: »Komplexes Schmerzgebilde erfordert ganzheitliche Behandlung: Neuropathische Mechanismen bei Rückenschmerzen«; in: Schmerzmedizin 2022, 38 (2): 16–23

5 Troutner, A. M., Battaglia, P. J.: »The ambiguity of sciatica as a clinical diagnosis: A case series«; in: Journal of the American Association of Nurse Practitioners 2020, 32 (8): 589–593

6, 7 Bundesärztekammer (BÄK), Kassenärztliche Bundesvereinigung (KBV), Arbeitsgemeinschaft der Wissenschaftlichen Medizinischen Fachgesellschaften (AWMF): Nationale VersorgungsLeitlinie Nicht-spezifischer Kreuzschmerz – Langfassung, 2. Auflage. Version 1. 2017 [abgerufen am: 30.08.2023]. DOI: 10.6101/AZQ/000353. www.kreuzschmerz.versorgungsleitlinien.de

9, 28 Weber, H. et al.: »The natural course of acute sciatica with nerve root symptoms in a doubleblind placebo controlled trial evaluating the effect of piroxicam«; in: Spine 1993, 18 (11): 1433–1438

10, 29 Kuijpers, T. et al.: »A systematic review on the effectiveness of pharmacological interventions for chronic non-specific low-back pain«; in: European Spine Journal 2011, 20 (1): 40–50

11 Stafford M. A. et al.: »Sciatica: a review of history, epidemiology, pathogenesis, and the role of epidural steroid injection in management«; in: British Journal of Anaesthesia 2007, 99 (4): 461–473

12 Ramírez, C. et al.: »Prevalence of sacroiliac joint dysfunction and sacroiliac pain provocation tests in people with low back pain«; in: Annals of Physical and Rehabilitation Medicine 2018, 61, Supplement: 152

13 Lewit, K., Simons, D. G.: »Myofascial pain: relief by post-isometric relaxation«; in: Archives of Physical Medicine and Rehabilitation 1984, 65 (8): 452–456

14 Jensen, M.C. et al.: »Magnetic resonance imaging of the lumbar spine in people without back pain«; in: The New England Journal of Medicine 1994, 331 (2): 69–73

15 van Tulder, M. W. et al.: »Spinal radiographic findings and nonspecific low back pain. A systematic review of observational studies«; in: Spine (Phila Pa 1976) 1997, 22 (4): 427–434 | Kasch, R. et al.: »Association of Lumbar MRI Findings with Current and Future Back Pain in a Population-based Cohort Study«; in: Spine (Phila Pa 1976) 2022, 47 (3): 201–202 | Brinjikji, W. et al.: »Systematic literature review of imaging features of spinal degeneration in asymptomatic populations«; in: American Journal of Neuroradiology 2015, 36 (4): 811–816

16 Benzon, H.T. et al.: »Piriformis syndrome: anatomic considerations, a new injection technique and a review of the literature«; in: Anaesthesiology 2003, 98 (6): 1422–1428

17 Schleip, R.: »Faszien und Nervensystem«; in: Osteopathische Medizin. Zeitschrift für ganzheitliche Heilverfahren 2003, 4 (1): 20–28 | Bordoni, B. et al.: »The indeterminable resilience of the fascial system«; in: Journal of Integrative Medicine 2017, 15 (5): 337–343

18 Klingler, W. et al.: »Faszien als Ursache von Schmerzsyndromen«; in: Aktuelle Schmerzmedizin 2014, 4: 1–7

19 Yang, C. et al.: »Fascia and Primo Vascular System«; in: Evidence-based complementary and alternative medicine 2015: 303769

20 Cowman, M. K. et al.: »Viscoelastic Properties of Hyaluronan in Physiological Conditions«; in: F1000Research 2015, 4: 622 | Stecco, C. et al.: »Hyaluronan within Fascia in the Etiology of Myofascial Pain«; in: Surgical and Radiologic Anatomy 2011, 33 (10): 891–896

21 Stecco, C.: »Atlas des menschlichen Fasziensystems«. München: Urban & Fischer Verlag, 2016 | Slimani, L. et al.: »The worsening of tibialis anterior muscle atrophy during recovery post-immobilization correlates with enhanced connective tissue area, proteolysis, and apoptosis«; in: American Journal of Physiology-Endocrinology and Metabolism 2013, 303 (11): E1335–E1347

22 Grinnell, F.: »Fibroblast mechanics in three-dimensional collagen matrices«; in: Journal of Bodywork and Movement Therapies 2008, 12(3): 191–193

23 López-Valenciano, A. et al.: »Changes in sedentary behaviour in European Union adults between 2002 and 2017«; in: BMC Public Health 2020, 20: 1206

24 Froböse, I. et al.: »Der DKV-Report 2021: Wie gesund lebt Deutschland?« Düsseldorf: DKV Deutsche Krankenversicherung, 2021

25 Dzakpasu, F. Q. S. et al.: »Musculoskeletal pain and sedentary behaviour in occupational and non-occupational settings: a systematic review with meta-analysis«; in: The international journal of behavioral nutrition and physical activity 2021, 18(1): 159

26 Glocker, F. et al.: »Lumbale Radikulopathie«. S2k-Leitlinie, 2018; in: Deutsche Gesellschaft für Neurologie (Hrsg.), Leitlinien für Diagnostik und Therapie in der Neurologie. Online: www.dgn.org/leitlinien [abgerufen am: 30.08.2023]

27 Kim, C. et al: »Association of hip pain with radiographic evidence of hip osteoarthritis: diagnostic test study«; in: BMJ 2015; 351: h5983

30 Roelofs, P. D. et al.: »Nonsteroidal anti-inflammatory drugs for low back pain: an updated Cochrane review«; in: Spine (Phila Pa 1976) 2008, 33 (16): 1766–1774 | Chou, R., Huffman, L. H.: »Medications for acute and chronic low back pain: a review of the evidence for an American Pain Society/American College of Physicians clinical practice guideline«; in: Annals of internal medicine 2007, 147 (7): 505–514

31 Pinto, R. Z. et al.: »Drugs for relief of pain in patients with sciatica: systematic review and meta-analysis«; in: BMJ 2012, 344: e497

32 Park, J. W. et al.: »Deep gluteal syndrome as a cause of posterior hip pain and sciatica-like pain«; in: The Bone & Joint Journal 2020, 102-B(5): 556–567

33 Vij, N. et al.: »Surgical and Non-surgical Treatment Options for Piriformis Syndrome: A Literature Review«; in: Anesthesia and Pain Medicine 2021, 11 (1): e112825

34 Rosales, J. et al.: »Perisciatic Ultrasound-Guided Infiltration for Treatment of Deep Gluteal Syndrome: Description of Technique and Preliminary Results«; in: Journal of Ultrasound in Medicine 2015, 34(11): 2093–2097

35 Fanucci, E. et al.: »CT-guided injection of botulinic toxin for percutaneous therapy of piriformis muscle syndrome with preliminary MRI results about denervative process«; in: European Radiology 2001, 11 (12): 2543–2548

36 Fishman, L. M. et al.: »Electrophysiologically identified piriformis syndrome is successfully treated with incobotulinum toxin a and physical therapy«; in: Muscle & Nerve 2017, 56 (2): 258–263

37 Knudsen, J. S. et al.: »Endoscopic Sciatic Neurolysis«; in: Arthroscopy Techniques 2015, 4 (4): e353–e358

38 Ham, D. H. et al.: »Effectiveness of Endoscopic Sciatic Nerve Decompression for the Treatment of Deep Gluteal Syndrome«; in: Hip & Pelvis 2018, 30(1): 29–36

39 Kay, J. et al.: »Surgical Management of Deep Gluteal Syndrome Causing Sciatic Nerve Entrapment: A Systematic Review«; in: Arthroscopy 2017, 33 (12): 2263–2278. e1

40 Spinner, R. J. et al.: »Failure of surgical decompression for a presumed case of piriformis syndrome. Case report«; in: Journal of Neurosurgery 2001, 94 (4): 652–654 | Kobbe, P. et al.: »Case report: recurrent piriformis syndrome after surgical release«; in: Clinical Orthopaedics and Related Research 2008, 466 (7): 1745–1748

41 Reichel, G.: »Das Piriformis-Syndrom: Diagnostik und Therapie«; in: Klinische Neurophysiologie 2010, 41 (3): 203–217

42 Rupert, M. P. et al.: »Evaluation of sacroiliac joint interventions: a systematic appraisal of the literature«; in: Pain Physician 2009, 12(2): 399–418

43 Hansen, H. C. et al.: »Sacroiliac joint interventions: a systematic review«; in: Pain Physician 2007, 10(1): 165–184

44 Dreyfuss, P. et al.: »Sacroiliac joint pain«; in: The Journal of the American Academy of Orthopaedic Surgeons 2004, 12(4): 255–265 | Foley, B. S., Buschbacher, R. M.: »Sacroiliac joint pain: anatomy, biomechanics, diagnosis, and treatment«; in: International Journal of Physical Medicine & Rehabilitation 2006, 85 (12): 997–1006

45 Elma, Ö. et al.: »Do Nutritional Factors Interact with Chronic Musculoskeletal Pain? A Systematic Review«; in: Journal of Clinical Medicine 2020, 9 (3): 702

46 Guo, R. et al.: »Pain regulation by gut microbiota: molecular mechanisms and therapeutic potential«; in: British Journal of Anaesthesia 2019, 123(5): 637–654

47 Djuricic, I., Calder, P. C.: »Beneficial Outcomes of Omega-6 and Omega-3 Polyunsaturated Fatty Acids on Human Health: An Update for 2021«; in: Nutrients 2021, 13 (7): 2421 | Najjar, R. S. et al.: »Consumption of a defined, plant-based diet reduces lipoprotein(A), inflammation, and other atherogenic lipoproteins and particles within 4 weeks«; in: Clinical Cardiology 2018, 41 (8): 1062–1068 | Eichelmann, F. et al.: »Effect of plant-based diets on obesity-related inflammatory profiles: a systematic review and meta-analysis of intervention trials«; in: Obesity Reviews 2016, 17 (11): 1067–1079

48 Innes, J. K., Calder, P. C.: »Omega-6 fatty acids and inflammation«; in: Prostaglandins, Leukotrienes and Essential Fatty Acids 2018, 132: 41–48

49  Freeman, C. R. et al.: »Impact of sugar on the body, brain and behavior«; in: Frontiers in Bioscience (Landmark Ed) 2018, 23 (12): 2255–2266

50  Nair, A. R. et al.: »Blueberry supplementation attenuates oxidative stress within monocytes and modulates immune cell levels in adults with metabolic syndrome: a randomized, double-blind, placebo-controlled trial«; in: Food & Function 2017, 8 (11): 4118–4128

51  Wu, Q. J. et al.: »Cruciferous vegetables intake and the risk of colorectal cancer: a meta-analysis of observational studies«; in: Annals of Oncology 2013, 24 (4): 1079–1087

52  Yu, Z. et al.: »Associations between nut consumption and inflammatory biomarkers«; in: The American Journal of Clinical Nutrition 2016, 104 (3): 722–728

53  Rittenau, N.: »Vegan-Klischee adé«. Mainz: Ventil Verlag, 2018: 338

54  Lakhan, S. E. et al.: »Zingiberaceae extracts for pain: a systematic review and meta-analysis; in: Nutrition Journal 2015, 14: 50

55  Fernández-Lázaro, D. et al.: »Modulation of Exercise-Induced Muscle Damage, Inflammation, and Oxidative Markers by Curcumin Supplementation in a Physically Active Population: A Systematic Review«; in: Nutrients 2020, 12 (2): 501

56  Heidari-Beni, M. et al.: »Herbal formulation »turmeric extract, black pepper, and ginger« versus Naproxen for chronic knee osteoarthritis: A randomized, double-blind, controlled clinical trial«; in: Phytotherapy Research 2020, 34 (8): 2067–2073

57  Larrick, J. W. et al.: »Beneficial Gut Microbiome Remodeled During Intermittent Fasting in Humans«; in: Rejuvenation Research 2021, 24 (3): 234–237 | Maifeld, A. et al.: »Fasting alters the gut microbiome reducing blood pressure and body weight in metabolic syndrome patients«; in: Nature Communications 2021, 12 (1): 1970

58  Panidi, I. et al.: »Muscle Architecture Adaptations to Static Stretching Training: A Systematic Review with Meta-Analysis«; in: Sports Medicine – Open 2023, 9 (1): 47

59  Soendenbroe, C. et al.: »Preserved stem cell content and innervation profile of elderly human skeletal muscle with lifelong recreational exercise«; in: The Journal of physiology 2022, 600 (8): 1969–1989 | Niederstrasser, N. G., Attridge, N.: »Associations between pain and physical activity among older adults«; in: PLoS ONE 2022, 17 (1): e0263356 | Aguilera, J. A. et al.: »Use it or lose it: protecting ageing muscles with lifelong recreational exercise«; in: The Journal of physiology 2022, 600 (15): 3397–3398

60  Bandy, W. D. et al.: »The effect of time and frequency of static stretching on flexibility of the hamstring muscles«; in: Physical Therapy 1997, 77 (10): 1090–1096 | Ryan, E. D. et al.: »Determining the minimum number of passive stretches necessary to alter musculotendinous stiffness«; in: Journal of Sports Sciences 2009, 27 (9): 957–961 | Feland, J. B. et al.: »The effect of duration of stretching of the hamstring muscle group for increasing range of motion in people aged 65 years or older«; in: Physical Therapy 2001, 81 (5): 1110–1117

61  https://lie-br.com/studie-knie; https://lie-br.com/studie-nacken; https://lie-br.com/studie-ruecken [jeweils abgerufen am: 30.08.2023]

62  WHO: »Global action plan on physical activity 2018–2030: more active people for a healthier world« https://apps.who.int/iris/bitstream/handle/10665/272722/9789241514187-eng.pdf?sequence=1&isAllowed=y [abgerufen am: 30.08.2023]

63, 64  ACPA & Stanford Medicine: »ACPA and Stanford Resource Guide to Chronic Pain Management« https://www.acpanow.com/uploads/9/9/8/3/99838302/2021-acpa-resource-guide-to-chronic-pain-management-v3.pdf [abgerufen am: 30.08.2023]

65  Deutsche Vereinigung für Schulter- und Ellbogenchirurgie e.V., Deutsche Gesellschaft für Orthopädie und Orthopädische Chirurgie e.V.: »Subacromiales Impingement: 1. Aufl./Version 1.0« https://register.awmf.org/assets/guidelines/033-056m_S2e_subacromiales_Impingement_2021-12_01.pdf [abgerufen am: 30.08.2023]

66  NAM: »Culture of Health Program«. https://nam.edu/programs/culture-of-health/ [abgerufen am: 30.08.2023].

67  WHO: »Primary health care: closing the gap between public health and primary care through integration« https://www.who.int/publications/i/item/primary-health-care-closing-the-gap-between-public-health-and-primary-care-through-integration [abgerufen am: 30.08.2023]

# SACHREGISTER

## A

Abendroutine 49
Aktivdehnung 74 ff.
Akutmaßnahme 55
Alarmschmerz 16 f., 25, 30, 37, 55 f.
Anatomie 19 ff.
Anpressdruck 102
Anspannungsknoten 69
Anspannung → Spannungen
Antidepressiva 14
Arthrodese 27, 34
Arthrose 8, 14, 16, 23, 27, 29, 35, 45
Ärzte → Partnertherapeuten
Aufsätze → Drücker
Ausstrahlungen 13 f., 26

## B

Bandscheibenschäden 26
Becken 18 f.
Behandlungsschmerz 58 f.
Beinbeuger 67
Beine 13, 18, 20, 26, 99
Betäubungsmittel 26
Beugemuskulatur
 → Hüftbeuger
Beweglichkeit 48, 56, 71
Bewegungsalltag 22 ff., 27, 72
Bewegungseinschränkung 20
Bewegungsgeometrie 69
Bewegungsmuster 15, 21
Bewegungstests 17 f.
bildgebende Verfahren 15, 26
Bindegewebe 19, 21
Blockaden 9, 36, 72
Botoxspritze 33
Bragard-Test 17

brennender Schmerz 16, 24 f., 30 f.
Buprenorphin 32

## D

Darmbein 19
Dehnen 69 ff.
– aktiv/passiv 69
– Dauer 69 f.
– Schmerzen beim 70, 72
– Übungsschritte 73 f.
Diagnose 8 f., 14 ff.
Drücken 37, 55 ff.
Drücker 52 f., 58, 103 ff.
– -Set 103 f.

## E

Engpass 16, 24 f., 29 f., 71
Entspannung 100 f.
Entzündung 24 ff., 36 f., 40, 72
Entzündungshemmer 26
Ernährung 39 ff.

## F

Faszien 18 ff., 38, 74, 98 ff.
– Rollen und Kugeln 52, 103 f.
– Rollmassage 52, 98 ff., 105 ff. (Anleitungen)
– Verfilzung 21, 100 f.
Fehlstellungen 16
Fibroblasten 100 f.
Flexibilität 20 ff., 42, 72 f., 100 f.
Fußheberschwäche 23

## G

Gefühlsstörungen 14, 23
Gegenspannen 69, 73 ff.
Gehirn 16, 24, 37, 56 f.

Gelenkwinkel 20 f., 45, 69, 71, 100
Gesäßmuskeln 19, 22 ff., 25
Gesäßschmerzen 13 ff.
Geschichte der Methode 12

## H

Hilfsmittel 52 ff.
– Alternativen 54
Hüftbeuger 16, 18 ff., 68
Hüftgelenk 20 ff.
– -winkel 21, 23
Hüftstrecker 21 ff.

## I

Iliosakralgelenk 14, 16, 19 f., 27 f., 33, 34 f., 56, 72, → ISG
Immunsystem 41
Injektionen 15, 33
Intensitätsskala 45 f.
interstitielle Rezeptoren 37, 56
Intervallfasten 40
Ischialgie 8, 14, 24, 29, 32
Ischias 14 f., 19, 24, 29, 32
– Fehldiagnose 62
ischiocrurale Muskelgruppe 67
ISG → Iliosakralgelenk
ISG-Syndrom 14, 33
ISG-Versteifung 15, 27, 34 ff.
isometrisches Krafttraining 69

## K

Kampfkunst 12, 69
Kapillarsystem 99
Kegelhalter 53, 104
Keile 52
Knochenhaut 16, 37, 53, 56, 103

knöcherne Auswucherung 27
Kompression 29, 56,
→ Nervenkomprimierung
Körperhaltung, alltägliche 22 f.
Kortikosteroide 26
Kraftminderung 14
Krafttraining 31 f., 69
Kreuzbein 15, 19 f., 23
– -Darmbein-Gelenk → ISG
Kreuzschmerzen-Leitlinie der Bundesärztekammer 14
Kribbeln 14, 25 f.
Kugelgriff 53, 104

**L**
Lähmungserscheinung 14
Lasègue-Test 17
Lebensführung, Tipps 31
Lebensmittel, Top Ten 41
Lendenwirbelsäule 15, 19, 23
Lymphsystem 99

**M**
Morgenroutine 49
Musculus
– gluteus maximus 19, 23
– iliopsoas 21
– piriformis 19 ff.
– psoas major 23
– rectus femoris 21
– sartorius 21 f.
– tensor fasciae latae 21
Muskelansteuerung 69
Muskelkräftigungsübungen 32
Muskeln 20 ff.
Muskelspannung, physiologische 53, 56 f.
Muskelverspannungen → Spannungen

**N**
Nährstoffversorgung 25, 41
Narkose 27, 33

Nebenwirkungen 26, 32
Nervenentzündung 26
Nervenkomprimierung 15 f., 24, 30
Nervenwurzel 14, 26
– -reizung 15
NSAID 26, 33

**O**
Oberschenkelbindenspanner 21
Oberschenkelmuskel, vierköpfiger 21
Operationen 14 ff., 26 ff., 33 f.
Opioide 32
Os ilium 19
Os sacrum 19
Osteophyten 27
Osteopressur 27 f., 37 f., 47, 52, 55 ff., 60 ff. (Anleitungen), 72, 104

**P**
Periost 53
Pflanzenkost 39 ff.
Physiotherapie 12, 14, 31
Piriformislücke 19, 24
Piriformismuskel 15 f., 17
– Durchtrennung 33
Piriformis-Syndrom 15, 24, 33
– Therapieschema 33
Piriformis-Tests 17
Piroxicam 32
Placebo 14, 32
Provokationstests 17

**R**
Reparaturprozess 25
Reset 37, 56 f.
Rezeptoren 16, 21, 24, 37, 53, 56 f., 72, 100
Rollmassage 39, 52, 98 ff., 106 ff. (Anleitungen)

Rolltechnik 100 ff.
Rückbeuge 22
Rückenmarksnerven 14
Rückenschmerzen 13 f.
SERVICE 120 ff.

**S**
Schädigungen 26 ff., 30, 72
Schlafen in Seitenlage 21 f.
Schmerzen 8 ff., 24 ff., 31 ff.
– beim Üben 45 f., 58, 70, 72, 103
– chronische 10, 14, 31, 45
– nach der OP 34 f.
– »nicht therapierbare/austherapierte« 31
Schmerzentstehung/-ursache 9, 12 ff., 26 ff.
Schmerzfreiheit 35, 40, 52, 56 f., 117 f.
Schmerzmittel 14, 24 ff., 31 ff.
– entzündungshemmende 14
– Nebenwirkungen 26, 32
Schmerztherapie, Entwicklung und Wirkung 9 f., 12, 17, 37 f.
Schmerztherapie-Stufenschema der Weltgesundheitsorganisation (WHO) 32
Schneidermuskel 21 f.
Schwellungen 24
Schwindel 47
Selbstbehandlung 35 f.
– Techniken 47 f.
Selbsthilfe 45
Sitzbeinloch, großes 19
Sitzen 21 ff., 30
Spannungen, muskulär-fasziale 15 ff., 22, 25 f., 29 f., 34, 37 ff., 53, 56, 68 f., 117
– ausgleichen 68

Spritzen 14, 36
Stehen 23, 68
Steroide 26
Stoffwechsel 25, 30, 98 ff.
- -abfälle 25, 52, 99
- -stau 16
Studie, klinische 5

**T**
Taubheitsgefühle 14
Tests zur Ursachen-
    forschung 17 f.
- Osteopressur 27
- Selbsttests 17
Therapeuten, Partner- 10 f., 28,
    37, 45, 118
Therapiemethoden,
    herkömmliche 14 ff., 31 ff.,
    36
Trainingsplan, persönlicher 49
Triggerpunkte 69
Trinken 41

**U**
Überlastungsschmerz 16, 23,
    30, 60
Übungen 32, 35 f.
- am Boden 47
- bewusstes und
    langsames 44
- Programm 47 ff.
- Reha- 35 f.
- Routine 38, 49 ff.
- Sicherheit 45 ff.
- Tipps für die Praxis 44 ff.
Übungen zur Dehnung und
    speziellen Kräftigung 47 f.,
    69 ff., 75 ff. (Anleitungen)
Übungsschlaufe 52
Unfall 36
Unwohlsein 47
Ursache, Schmerz- 9, 14 ff., 24 ff.

**V**
vegane Ernährung 40
Verkantung 23, 35
Verkürzungen, Muskel- 16, 18,
    21 ff.,
Verletzung 35, 46
Verschleiß 16 f., 27 ff., 30, 38,
    56, 71
Versteifung des ISG 27, 34 ff.
Vision 11, 117

**W**
Warnsignal 16, 30
Wirbelsäule 20, 26, 28 f.

**Z**
Zehenspitzenstand-Test 17
Zucker 40
Zugspannung 22 f.
Zwischenzellflüssigkeit 101 f.
Zwischenzellräume 100

SERVICE

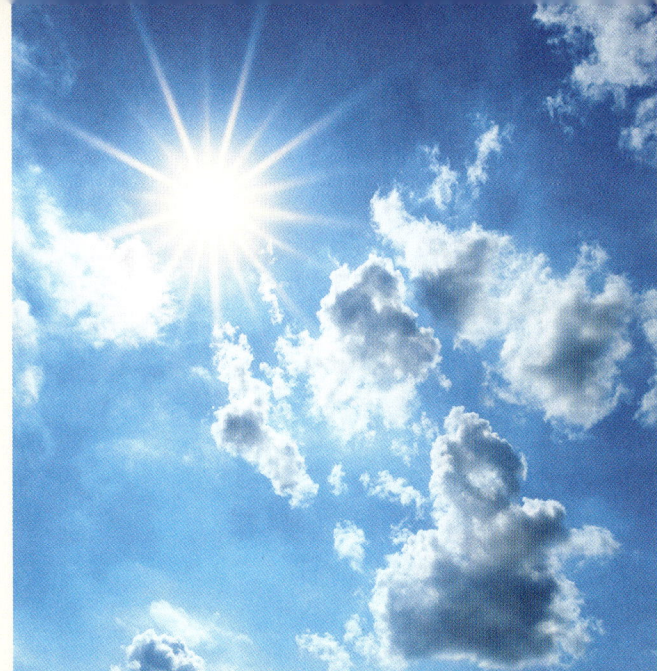

## DANKE VON HERZEN

… all den vielen Helferinnen und Helfern, ohne die dieses Buch nie entstanden wäre, die wir hier aber nicht alle namentlich erwähnen können: allen voran unsere Patientinnen und Patienten, unsere Fans in den sozialen Medien sowie die Teilnehmer*innen an unseren Ausbildungen. Danke an die zertifizierten Liebscher & Bracht-Therapeut*innen, an unsere Dozent*innen, die mit vollem Einsatz unsere Inhalte anwenden und lehren, sowie an unsere vielen engagierten Mitarbeiter*innen im Büro in Bad Homburg, die unsere Ideenflut immer wieder kanalisieren und umsetzen. Ohne ihren unermüdlichen Einsatz für eine schmerzfreie Welt könnten wir das alles nicht auf die Beine stellen und immer weiterentwickeln.

Danke an Ulrich Ehrlenspiel und Christof Klocker, dass sie unsere Schmerz-Ratgeberreihe im Gräfe und Unzer Verlag veröffentlichen. Der Verlag macht die Bücher auch in Apotheken zugänglich, was uns sehr wichtig ist, weil dort vor allem ältere Menschen, die häufig unter Schmerzen leiden, ein und aus gehen. Danke auch an unsere Lektorin Felicitas Holdau für ihr Engagement und ihre Flexibilität sowie an alle, die bei Liebscher & Bracht Research unsere eigenen Studien mit viel Eifer und Akribie voranbringen.

Ein großer Dank geht an unseren Sohn Raoul Bracht, operativer Geschäftsführer von Liebscher & Bracht, der in seinen jungen Jahren schon wahre Welten bewegt, um uns zu unterstützen. Ohne den Rücken durch ihn frei zu haben – wobei ihm unser bester Freund Peter Hoenderop tatkräftig zur Seite steht –, hätten wir keine Chance.

Und danke nach oben, denn ohne diese Unterstützung wäre das alles gar nicht möglich – nicht in der Vergangenheit, nicht heute und nicht in der Zukunft.

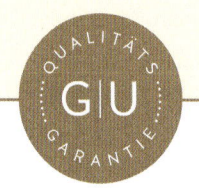

### LIEBE LESERINNEN UND LESER,

wir wollen Ihnen mit diesem Buch Informationen und Anregungen geben, um Ihnen das Leben zu erleichtern oder Sie zu inspirieren, Neues auszuprobieren. Wir achten bei der Erstellung unserer Bücher auf Aktualität und stellen höchste Ansprüche an Inhalt und Gestaltung. Alle Anleitungen und Rezepte werden von unseren Autoren, jeweils Experten auf ihren Gebieten, gewissenhaft erstellt und von unseren Redakteur*innen mit größter Sorgfalt ausgewählt und geprüft.

Haben wir Ihre Erwartungen erfüllt? Sind Sie mit diesem Buch und seinen Inhalten zufrieden? Wir freuen uns auf Ihre Rückmeldung. Und wir freuen uns, wenn Sie diesen Titel weiterempfehlen, in Ihrem Freundeskreis oder bei Ihrem Online-Kauf.

Sollten wir Ihre Erwartungen so gar nicht erfüllt haben, tauschen wir Ihnen Ihr Buch jederzeit gegen ein gleichwertiges zum gleichen oder ähnlichen Thema um.

### KONTAKT ZUM LESERSERVICE

GRÄFE UND UNZER VERLAG
Grillparzerstraße 12
81675 München
www.gu.de

# IMPRESSUM

© 2019 GRÄFE UND UNZER VERLAG GmbH, Postfach 860366, 81630 München

GU ist eine eingetragene Marke der GRÄFE UND UNZER VERLAG GmbH, www.gu.de

ISBN 978-3-8338-7249-5
10. Auflage 2024

Alle Rechte vorbehalten. Nachdruck, auch auszugsweise, sowie Verbreitung nur mit schriftlicher Genehmigung des Verlages. Die automatisierte Analyse des Werkes, um daraus Informationen insbesondere über Muster, Trends und Korrelationen gemäß § 44b UrhG (»Text und Data Mining«) zu gewinnen, ist untersagt.

Projektleitung: Christof Klocker
Lektorat: Felicitas Holdau
Layout & Umschlaggestaltung: independent Medien-Design GmbH, Horst Moser, München
Bildredaktion: Simone Hoffmann
Herstellung: Petra Roth
Satz: Felicitas Holdau
Reproduktion: Medienprinzen GmbH, München
Druck und Bindung: Firmengruppe APPL, aprinta druck, Wemding
Printed in Germany

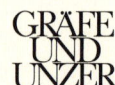

### Umwelthinweis

Nachhaltigkeit ist uns sehr wichtig. Der Rohstoff Papier ist in der Buchproduktion hierfür von entscheidender Bedeutung. Daher ist dieses Buch auf PEFC-zertifiziertem Papier gedruckt. PEFC garantiert, dass ökologische, soziale und ökonomische Aspekte in der Verarbeitungskette unabhängig überwacht werden und lückenlos nachvollziehbar sind.

### Bildnachweis

Fotoproduktion:
Liebscher & Bracht
(Fotograf: Fabian Sprey)
Illustrationen: Florian Hauer

Adobe Stock: S. 13; Getty Images: Cover (Illustration), S. 6, 29; iStockphoto: S. 8, 31; Prof. Dr. med. Robert Pflugmacher, Bonn: S. 34; Plainpicture: S. 3, 36; Science Photo Library: S. 27; Shutterstock: S. 39, 127; Katharina Werner: Cover (Porträt), S. 4
Bildagentur Image Professionals GmbH,
Tumblingerstr. 32, 80337 München
www.imageprofessionals.com

### Wichtiger Hinweis

Die Anregungen in diesem Buch stellen die Meinung der Verfasser dar. Sie wurden nach bestem Wissen erstellt und mit größtmöglicher Sorgfalt geprüft. Sie bieten jedoch keinen Ersatz für persönlichen medizinischen Rat. Jede*r Leser*in ist für das eigene Tun selbst verantwortlich. Weder Autoren noch Verlag können für eventuelle Nachteile, die aus den im Buch gegebenen Hinweisen resultieren, eine Haftung übernehmen.

Die GU-Homepage finden Sie unter www.gu.de